U0341249

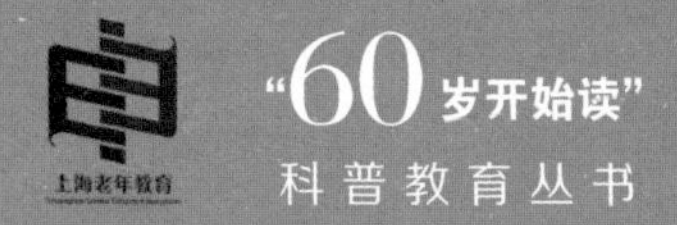

心病还需心药医

上海市学习型社会建设与终身教育促进委员会办公室 / 指导
上海科普教育促进中心 / 组编

许之民　王一波　编著

上海科学技术出版社
上海教育出版社
上海交通大学出版社

图书在版编目（CIP）数据

心病还需心药医 / 上海科普教育促进中心组编 ; 许之民，王一波编著. — 上海 : 上海科学技术出版社 : 上海教育出版社，2023.11
（“60岁开始读”科普教育丛书）
本书与“上海交通大学出版社”合作出版
ISBN 978-7-5478-6362-6

Ⅰ. ①心… Ⅱ. ①上… ②许… ③王… Ⅲ. ①心脏血管疾病—防治 Ⅳ. ①R54

中国国家版本馆CIP数据核字(2023)第198758号

心病还需心药医
（“60 岁开始读”科普教育丛书）
上海科普教育促进中心　组编
许之民　王一波　编著

上海世纪出版（集团）有限公司
上 海 科 学 技 术 出 版 社　出版、发行
（上海市闵行区号景路 159 弄 A 座 9F-10F）
邮政编码 201101　www. sstp. cn
上海盛通时代印刷有限公司印刷
开本 889×1194　1/32　印张 5.75
字数 75 千字
2023 年 11 月第 1 版　2023 年 11 月第 1 次印刷
ISBN 978-7-5478-6362-6/R·2858
定价：20.00 元

内容提要

高血压、冠心病、心律失常、心力衰竭是老年人的常见心血管疾病，多伴随着较多的情绪心理问题，被称为双心疾病。如果不加以鉴别正确对待，常缠绵难愈，所谓“难治性高血压”“难以控制的心律失常”等会给医患双方带来较多困扰。

本书共40个小标题，分六部分，从双心医学角度出发，以讲述病例故事的形式，既注重心血管疾病，也关注情绪心理，倡导双心治疗理念，提出治疗双心疾病的方法和思路，旨在帮助老年朋友认识情绪心理问题的危害，鼓励他们积极进行自我疏导、自我疗愈，紧密配合医生治疗，早日康复！

丛书编委会

“60 岁开始读”科普教育丛书

本书编著　许之民　王一波

总序

党的二十大报告中指出：推进教育数字化，建设全民终身学习的学习型社会、学习型大国。为全面贯彻落实党的二十大精神与中共中央办公厅、国务院办公厅印发的《关于新时代进一步加强科学技术普及工作的意见》具体要求，近年来，上海市终身教育工作以习近平新时代中国特色社会主义思想为指导、以人民利益为中心、以“构建服务全民终身学习的教育体系”为发展纲要，稳步推进“五位一体”与“四个全面”总体布局。在具体实施过程中，坚持把科学普及放在与科技创新同等重要的位置，强化全社会科普责任，提升科普能力和全民科学素质，充分调动社会各类资源参与全民素质教育工作，为实现高水平科技自立自强、建设世界科技强国奠定坚实基础。

随着我国人口老龄化态势的加速，如何进一步提高中老年市民的科学文化素养，尤其是如何通过学习科普知识提升老年朋友的生活质量，把科普教育作为提高城市文明程度、促进人的终身发展的方式已成为广大老年教育工作者和科普教育工作者共同关注的课题。为此，上海市学习型社会建设与终身教育促进委员会办公室组织开展了中老年科普教育活动，并由此产生了上海科普教育促进中心组织编写的“60岁开始读”科普教育丛书。

“60岁开始读”科普教育丛书，是一套适宜普通市民，尤其是中老年朋友阅读的科普书籍，着眼于提高中老年朋友的科学素养与健康文明的生活意识和水平。本套丛书为第十套，共5册，分别为《心病还需心药医》《增肌养肉助康寿》《〈民法典〉助你行》《迈入智能时代》《乐龄乐游科学场馆》，内容包括与中老年朋友日常生活息息相关的科学资讯、健康指导等。

这套丛书通俗易懂、操作性强，能够让广大中老年朋友在最短的时间掌握原理并付诸应用。我们期盼本书不仅能够帮助广大读者朋友跟上时代步伐、了解科技生活，更自主、更独立地成为信息时代的“科技达人”，也能够帮助老年朋友树立终身学习观，通过学习拓展生命的广度、厚度与深度，为时代发展与社会进步，更为深入开展全民学习、终身学习，促进学习型社会建设贡献自己的一份力量。

序

在日常生活中，我们都有心脏活动与情绪密切相关的经验。恐惧时心跳加快，呼吸急促，手足无措；严重焦虑发作时，就会出现好像是阵发性心动过速；冠心病患者因故生气时突然发生剧烈胸痛，去医院检查已有大面积心肌梗死；一位从来没有高血压的女性医生，某日偶然想起几年前母亲因高血压中风病故，于是自己顿感头胀头痛，心跳加速，到医院测量血压发现血压飙升。中医学很早就注意到情绪与健康的关系，认为情绪不良、情绪波动过大会伤害人的心脏健康。这样的体验已经成为人们的常识。

20 世纪 70 年代后期，一些杰出的医学家指出“生物医学模式”存在固有的缺陷，如只注重身体器官的疾病，而且按照器官病变进行分科，分科越来越细，完全忽略了患病的是有思想情感、生活在一定社会环境里的完整的人，忽视了人的整体性；治疗就是修复病变器官，如果器官完全坏了，则采取手术切除、器官移植，医生就像一个修理机器的工匠，医学没有了人文关怀，等等，因此提倡医学需要向"生物-心理-社会综合模式"转变。我国医学在20世纪80年代也开始加入了世界医学模式转变的潮流，20世纪90年代中期我国心脏病专家胡大一教授在长期医疗实践中反思生物医学模式的局限，提出"双心医学"（国外称为"心理心脏病学"）的概念，并进行了艰难的探索，从双心医学观念出发提出慢性病预防康复的"五大处方"（药物、运动、心理、营养、戒烟限酒处方），落实并拓展了双心医学的临床应用。一大批年轻的心内科医师加入"双心医学"的实践和研究，学习并充实医学心理学和医学社会学知识，逐渐成长为新型的"双心医师"。

本书是热心从事双心医学临床诊疗实践、积累了丰富经验的许之民、王一波主任医师所写的双心疗愈的科普著作，旨在帮助老年朋友们了解双心医学的新观念，并应用双心医学的原理预防心血管疾病，促进慢性心血管病的康复，从而重获双心健康。书中用大量双心病例说明以下四点内容。

1. 双心共病是一个普遍的临床事实，心血管疾病与心理情绪有显著的相互作用。可有以下三种不同的形式。

（1）心血管疾病及其检查和治疗措施（包括心血管疾病的治疗药物）引起的心理反应，如情绪低落、焦虑恐惧、依赖心理等，早期患者常有否认反应（拒不承认患心脏病的事实，不配合诊疗，不遵医嘱等行为），少数患者有愤怒反应（其对象常为医务人员或亲属）。

（2）心血管疾病和心理情绪的相互作用是双向的，心理社会应激和A型行为模式参与了心血管疾病的发生。流行病学研究证据证实，焦虑、抑郁是发生心血管疾病的危险因素，也增加了心血管不良事件发生的风险（包括心源性猝死）。由于抑郁、焦虑患者对不健康行为方式（包括嗜好烟酒）的纠正能力缺乏及对治疗缺乏依从性，这些因素都会阻碍或延迟心血管病的康复。了解这方面的科学知识，接受心理社会干预能有效帮助老年人预防心血管病的发生，减少心血管不良事件的风险，促进心血管病的康复。

（3）反复陈述心血管病症状，如胸闷胸痛，咽喉如有异物堵塞，自认为患了心血管疾病，但多种检查没有发现相应病变证据，或仅有极轻的异常，不足以解释其严重心脏病症状。这是一种具有所谓“躯体化现象”、貌似躯体疾病的心理障碍，过去归于“心脏神经症”，现在归于“躯体形式障碍”（或“躯体痛苦障碍”，ICD-11）。

2. 双心病例表明，许多高血压病、冠心病的治疗之所以疗效不佳，心理社会和行为因素（烟、酒等）可能起了重要作用。患者接受心理疏导就能改善对治疗的依从性，增加对医生的信任，增进良好医患关系，减轻焦虑，增加其安全感，提高治疗效果。

3. 双心医生重视了解患者近期有无重大的心理社会应激事件和人格特点，需要患者敞开心扉，坦诚相告。为了评定心理问题的性质和程度，现在已有效度和信度良好的量表，如焦虑自评量表（SAS）、抑郁自评量表（SDS）等，需要患者配合，如实评定。

4. 因为双心共病在心血管疾病患者中很常见，患者的心理问题对心血管病变的发展有重大影响，患者要积极参加双心咨询和双心共治，改变不健康的行为模式，倾诉自己的心理问题，包括自己的疑虑，在双心医生的帮助下解决心理问题。有时需要用药减轻心理障碍的症状，患者需要配合用药，认真聆听医生的用药指导，避免用药错误。在慢性心血管病的康复管理过程中，双心医学的“五大处方”需要认真执行。

预祝老年朋友们能从双心医学原理中获得帮助，预防罹患心血管疾病；已患心血管病的老年朋友能够在双心医学的帮助下获得全面康复，享受健康幸福的老年生活！

徐俊冕
复旦大学附属中山医院
复旦大学上海医学院
2023 年 11 月

目　录

第一部分

第二部分

第三部分

第四部分

第五部分

第一部分

拨开双心疾病的迷雾

“诸葛亮气死周瑜”是有医学根据的

生活实例
Life examples

北方某城市，曾有一位老先生在小区电梯里抽烟，被一位医生邻居劝阻。老先生勃然大怒，与医生大声争辩，情绪激动之间突然倒地，送医后不治身亡。为此家属上法庭控告这位医生邻居，结局令人唏嘘，成为当时大家议论话题。

上面这个实例中，从医学的角度看，老先生原先可能有冠心病，强烈的情绪应激导致交感神经兴奋，大量肾上腺素释放，刺激诱发心肌缺血、心电不稳定，产生室速室颤，迅速导致死亡。可见人的情绪如同洪水，一旦爆发，危害不可低估。

由此我们很容易想到《三国演义》中有一个著名

故事，就是诸葛亮三气周瑜，活活把周瑜气死。有人认为这是文学夸张，周瑜当时正当年富力强之时，不像上述事例中的那位老先生，怎么会被气死了呢？我们来分析一下。周瑜文武双全，官拜东吴大都督，为东吴立下汗马功劳。他自视甚高，自以为足智多谋，为永绝后患屡次设计暗害刘备，但是遇到了棋高一招的诸葛亮。诸葛亮屡屡识破他的计谋，打乱他的部署，让他羞愧愤恨，发出“既生瑜，何生亮”的哀叹后气绝而亡！我们可以看出，周瑜富有进取心、忠心耿耿、雷厉风行，但心胸狭隘，容不下比他高明的对手，他把每次计谋失败认为是对他的侮辱和戏耍。我们可以从相关戏曲、电影、电视剧中看到这个情节，体验到他对诸葛亮强烈的愤恨情绪，或许他有多年征战旧疾，就这样一下子爆发后猝死了。公平而论，诸葛亮并没有存心气他多少，实际上诸葛亮为了联吴抗

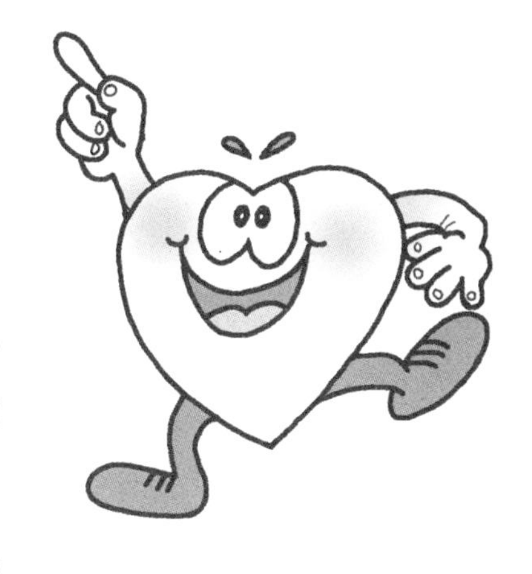

曹，对周瑜还是十分隐忍的，但是周瑜还是自己把自己气死了，他是死于自己的情绪应激！

现实生活中，虽然猝死的人很难获取完整资料，但大量临床资料足以证明，强烈的情绪应激如愤怒、暴躁、恐惧等，完全可以触发恶性心律失常，造成猝死！美国杜克大学华裔心身医学专家蒋蔚教授带领团队做过很多这方面研究，他们发现情绪应激对心脏的危害要远大于运动带来的心脏负荷加重，因此从现代医学角度去理解，周瑜被气死是有科学依据的。

记得小时候看电影《林则徐》，有一场景让人至今不忘：林则徐听到洋人阻挠禁烟，瞬间大怒，他拿起桌上茶杯刚要摔地上，忽然看到墙上挂着一幅写有“制怒”的横幅，于是他缓缓放下了茶杯，长长叹了一口气。我国古代先贤的哲言都是至理名言，告诉我们一定要节制愤怒情绪，否则危害很大。老年人或许存在隐匿的心脏病，遇事千万要冷静，如不加控制，任由情绪脾气爆发，最终还是损害自己健康。

小贴士

心脏为何总是容易受情绪影响

这要从控制心脏的一对神经说起。控制心脏的是心交感神经、心迷走神经这样一对神经，它们都是发源于大脑底部的下丘脑及延髓，这里是人体的内脏及心血管呼吸调节中枢，从这里延伸出神经组成交感神经、迷走神经总干，下传到咽喉、肺、心、胃、肾等脏器，因此交感、迷走神经就负责调节心、肺、胃、肾等脏器生理功能，被称为“内脏神经或自主神经”。心交感神经的作用是加快心跳、增加心肌收缩力、提升血压，心迷走神经的作用是减慢心跳、降低心肌收缩力、降低血压，二者互相拮抗，人体就能保持平衡。如果因为生理需要，如运动或工作，交感神经功能增强，迷走神经受抑制；如果进食或夜间休息，迷走神经亢进，交感神经受抑制，因此二者是根据生理需要来发挥调节作用。

如果人遇到紧急情况或危险时，本能反应就是“战斗或逃跑”。无论战斗、逃跑，都要先让交感神经快速兴奋，提高心率、增加心肌收缩力、提升血压，并且将胃肠道血液调整到肌肉群，于是出现了心跳加速、呼吸急促、血压上升、面红耳赤、血脉偾张的样子。由此，心脏就成为紧张情绪的“先行官、效应器”。

何谓双心疾病

2

生活实例

Life examples

尹女士发病的时候总是"胸闷、气急，心脏要跳出来，大汗淋漓，全身颤抖，感觉马上要不行了"，但奇怪的是，每次打"120"电话被送到医院急诊，上述症状便会消失得无影无踪，医生详细检查后也没发现异常。这样的情况一周之内发生了三次，人称"120 女子"，尹女士述说内心感受："这是让我感到最恐怖的体验。"

一位 63 岁的成功男士曾因突发心梗被送急诊抢救，冠脉造影后植入支架，手术很成功。有一天 20 时左右因突发胸闷、呼吸困难、头晕、乏力、恐惧、周身酸软、虚弱，迅速达到巅峰，持续 15 分钟左右，急诊入院再次冠脉造影未发现特殊情况。患者因反

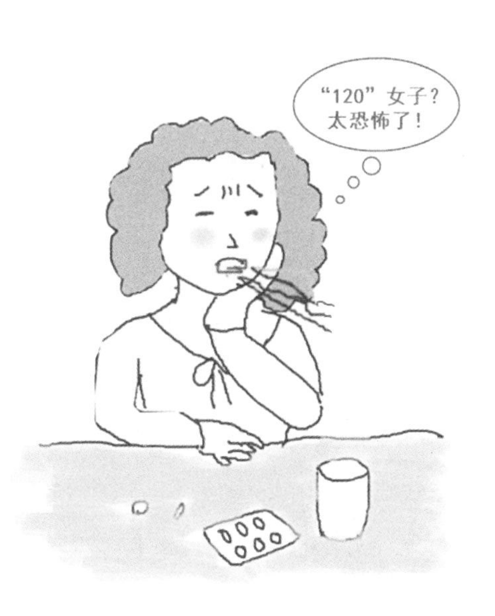

复发作多次就诊，多次复查冠脉造影，他盼望像上次急性心梗时给予彻底解决，但总查不出来问题，越来越害怕，总往坏处想，不让妻子离开片刻，就怕发病时无人送医。

现实生活中有许多像尹女士、上述成功男士这样的例子，刚开始时会让医患双方无所适从。随着医学科学的发展，很多新鲜词汇诞生，比如双心这个词。双心，简而言之一个是心脏，一个是心理，双心医学是将心血管病学与精神、心理、行为、社会医学等学科交叉融合的一门全新学科，旨在研究心血管疾病与情绪心理行为的互动关系，从而促进心血管疾病的全面康复。

有了双心医学，相应地就会有双心疾病。从上文两个真实案例，我们可以大致了解双心疾病。一种是像尹女士那样的情绪心理问题，以胸闷、心悸等常见心血管病躯体症状呈现，“酷似”心脏病发作；另一种就是上文中提及的63岁的心梗患者存在器质性心脏病，但由于对疾病缺乏认知，存在错误观念、灾难性解释，诱发紧张、担心、恐惧、抑郁心理，并带来自主神经功能紊乱症状。

双心医学认为，心理问题和心脏疾病还会相互诱发，比如对心脏病危害的恐惧、治疗带来的痛苦体验等，可能会引发焦虑抑郁情绪，长期精神压力超负荷导致高血压、心律失常、冠心病，双心共病使病情更趋复杂。因此，具有与不良情绪相关的心血管系统不适症状，伴有或不伴有器质性心血管系统疾病，均是双心疾病讨论和治疗的范畴。

小贴士

双心疾病谁来治呢

双心疾病要治疗，那谁来治呢？双心医学专家告诉我们，那就要以所治疗双心疾病患者情绪心理问题的严重性而论。一般心理问题，心内科医生通过心理疏导、解释，纠正错误观念，都能缓解；而到了心理障碍程度，可以尝试药物治疗；如果更严重，就要请精神科或心理科医生会诊或转诊。总之，掌握了双心医学技能的心血管病医生，可以胜任双心治疗任务。

如何识别双心疾病

3

生活实例

Life examples

在医院的双心诊室里，患者赵大妈忧心忡忡地

问医生：“医生啊，刚听说‘双心疾病’这个名词，我现在天天胸闷、心慌难受，东查西查2个多月，医生都说没问题，我是不是双心疾病？”医生听到后，连忙给赵大妈解说起来，双心疾病诊断有专家指南，有各种量表测试，但主要靠全面问诊，由此判断心血管疾病或症状是否与情绪心理因素相关。

大家都知道，门诊时间短，对患者相关情绪症状难以逐一澄清、梳理，但实际上对这些问题筛查、甄别尤为重要，是识别双心疾病的重要一环。下面就推荐简便而实用的“三步法”来识别双心疾病。

第一步：可采用“三问法”初步筛查。“三问法”如下：①是否有睡眠不好已经明显影响白天的精神状态或需要用药；②是否有心烦不安，对以前感兴趣的事情失去兴趣；③是否有明显身体不适，但多次检查都没有发现能够解释器质性心血管病的病因。3个问题中如果有2个回答“是”，符合双心疾病的可能性为80%左右，需要进一步排查。

第二步：借用心理量表评估，推荐《患者健康问卷（PHQ-9）》《广泛焦虑问卷（GAD-7）》，躯体症状较多时推荐《患者健康问卷（PHQ-15）》或《毛家亮躯体化症状自评量表》。这些推荐量表在网上都可以找到。判断方法如下。① PHQ-9 和 GAD-7 评分：0 ～ 4 分正常，5 ～ 9 分轻度，10 ～ 14 分中度，15 ～ 19 分中重度，20 分以上重度。②《毛家亮躯体化症状自评量表》评分：0 ～ 29 分正常，30 ～ 39 分轻度，40 ～ 59 分中度，60 分以上重度。③ PHQ-15 评分：0 ～ 4 分为无躯体症状，5 ～ 9 分为轻度躯体症状，10 ～ 14 分为中度躯体症状，15 ～ 30 分为重度躯体症状。

小贴士

中医学如何识别双心疾病

中医学博大精深，一般可采用四诊合参、中西医结合来整体评估患者病情。中医识别依据如下：①患者常有胸闷不舒，神疲心悸，抑郁忧思，情绪低落或不宁，郁郁寡欢，性情急躁，易怒善哭，多思多虑，心惊胆怯，夜寐难安等临床表现。②症状常由情志刺激、劳倦过度、饮食不节等因素诱发或加重。

第三步：全面了解患者近期发生的社会心理事件、所处社会心理环境，以及性格特征、成长和生活工作经历等，可以做出基本判断。

双心疾病中的两个"心"有啥关联

4

生活实例

Life examples

诊室外两位患者老李头和老张头正在小声交流着："老张，医生说我有双心疾病。""哦，双心疾病啊，就是既有心脏病也有心理病，老李你厉害，你这两个'心'都生疾病了，但是这两个'心'有啥关联啊！""搞不懂呀，走，进诊室去请教医生。"医生听到这个问题后赶紧解释起来。

医生说，正如身体会生病一样，心理也会生病。心血管疾病与焦虑、抑郁等心理问题存在密切联系，且这两种疾病互为因果，互相影响，极易导致病情慢性化、复杂化、恶化。“双心医学”的目标是关注患者生物学、心理学两大方面，前者主要减少心脏事件发生；后者确保患者有良好的心态、对疾病有正确的认知，有良好的社会适应和家庭和谐，乃至建立健康的行为方式，从而拥有好的生活质量。

医生在双心门诊中除强调询问患者现病史、既往史外，还询问饮食、睡眠、性格、成长工作经历等。尤其会问及情绪困扰，帮助识别与情绪相关的自主神经功能紊乱表现，比如出冷汗、四肢乏力、面色苍白、肢体颤抖、恶心、尿频或尿急等。再比如患者在支架术后诉胸痛，实际上是焦虑导致的隐隐作痛，和治疗前的心绞痛不一样！患者如惊弓之鸟，紧张之下分辨不清，误以为毛病复发，于是感到沮丧，无形中为自己焦虑情绪找到了担心的“正当”理由，于是反复造影检查的事情就发生了。还有患者其实是单纯心理问题，但表现出类似心脏病症状，像胸闷、胸痛、心悸、头晕或者呼吸困难等，导致误诊误治。

可见两个“心”（心脏病与心理情绪）紧密相连，疾病可以落实在某个器官，但人的情感反应是整体的，没有双心医学观念，只能割裂了心身的联结，需要切实引起注意。

小贴士

“因病而郁”与“因郁而病”

明代医学家张介宾在其著作《景岳全书·郁证》中提出：“凡五气之郁则诸病皆有，此因病而郁也。至若情志之郁则总由乎心，此因郁而病也。”

“因病而郁”就是指罹患大病后，因病痛折磨或对疾病有错误认知而郁郁寡欢，导致被不良情绪束缚而不能自拔，如著名歌星李玟因罹患肿瘤导致抑郁。

“因郁而病”是指先有不良情绪长期影响，导致躯体疾病产生或加重，《红楼梦》里的林黛玉就是典型的此类患者。

心脏病看不好，心情不好，究竟哪个是源头

5

生活实例

Life examples

小区的刘大爷患有冠心病，整天病恹恹的样子，总说他的心脏病看不好了，心情也不好，整个人没有精神。按理讲，心脏病是慢性病，别人得冠心病都没有像他这样，他这是为什么啊？

心脏的健康与情绪方面有着千丝万缕的关系。冠心病已被世界卫生组织认定为一种心身疾病，遗传、免疫、代谢、炎症、精神、心理、社会、行为等多因素在动脉粥样硬化的发生发展中均起着复杂的交互作用。按照生物－心理－社会－环境整体医学模式，冠心病发病除与血压、血脂、血糖、体重等因素外，也

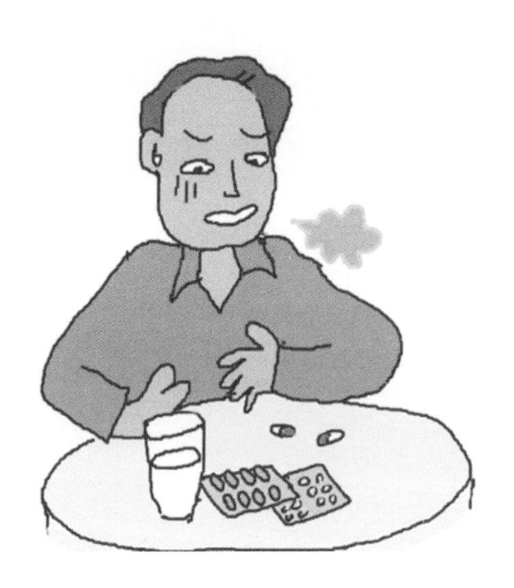

与人格特质、行为模式、不良情绪及负性生活事件关系密切，并贯穿在冠心病的发病、发展、治疗和康复整个过程中。因此，刘大爷除了冠心病，他还得了抑郁，是抑郁让他长期闷闷不乐。

不管是影视作品还是现实生活中，我们都可从中看到有人由于突发情绪刺激而引发心脏病发作。一项研究调查证明，经常参加聚会或家庭聚餐会减少心脏病的发生，而长时间孤独、不与外界交流、不参加聚餐、不参加交流，容易导致冠心病。

另外，一些 A 型性格患者，他们通常有以下一些行为特点包括：争强好胜、竞争性和攻击性强、缺乏耐心、有时间匆忙感和时间紧迫感，相应的情感反应有易激惹、易怒以及充满敌意情绪。他们普遍具有“容易发生恼火”“激动”“发怒”和“不耐烦”的性格特点，可以刺激交感－肾上腺素系统，引起人体脂肪代谢、神经系统与免疫系统的紊乱，引发血管痉挛、血栓形成进而推动心血管疾病的发生发展，导致心脏病总看不好。还有，不良情绪可导致心血管内皮功能受损、肾素－血管紧张素系统激活、凝血功能紊乱形成血栓。

总之，心脏病总看不好，不良情绪就是一个源头！

小贴士

何谓不良情绪

不良情绪又叫负性情绪，是一种负向的、不愉快、不积极的体验，会带来身体上不适感，影响工作生活，严重可造成身心伤害。比如悲伤、痛苦、压抑、抑郁、紧张、焦虑、恐惧、愤怒等。负性情绪是心理障碍的中心环节，也就是说心理障碍总是伴随着负性情绪。

为何我老是胸闷不舒服却查不出病

6

生活实例

Life examples

60 岁的许女士最近忙着四处求医。她刚从知名企业退休，长期处于快节奏的生活和工作氛围中，想着总算可以过上轻松退休生活。谁知上个月一位老同事因为房颤、脑梗住院治疗，去看望老同事以后，许女士发现自己也有心跳加速、心悸、心律不齐、气促等心脏病症状。于是辗转数家三甲医院，心电图等各项检查做完后，医生们一致认为她的心脏没有问题。但许女士还是感觉心脏病对她的“威胁”无处不在，听到鞭炮声她就心脏狂跳，乘坐空调车、坐地铁感觉透不过气，去超市购物也赶快要走出来透气。

像许女士这样的人很多，老是胸闷不舒服，反复就诊大医院，多次系统检查未发现问题，或即使查到一些异常也不足以解释病情。

这些患者兜兜转转很多医院，各种检查没问题，但是老说身体不舒服，原因就是心脏自主神经功能紊乱，而不是具体心脏问题。因症状与心血管相关，被称为心脏神经症，该病发作有以下一些原因。

（1）社会因素：现代社会竞争压力、生活节奏快、经济困窘、婚姻不和谐、人际复杂、利益冲突等多重困境，均导致负性情绪增长，加之环境变化致劳倦失宜、睡眠不足、情绪紧张，长此以往就会引起自主神经功能紊乱，导致心脏神经症。

（2）性格因素：一般见于内向、敏感、紧张、追求完美、胆小、暗示性重、自我中心强、情绪不稳定、心理可塑性差等性格的人。他们长期心理失衡、不与人沟通交流，什么事都闷在心里，就会导致自主神经功能紊乱，甚至出现焦虑抑郁。

了解上述病因后，可能有患者会问，患有心脏神经症后应该怎么应对呢？

首先，有心脏神经症的患者应树立全新的健康理念，调整自己的思维、工作和生活方式，学会管理和舒缓来自学习、工作、家庭、情感和人际关系的种种压力，了解能承受压力极限，多与人沟通，科学地自我减压。

其次，要保持充足睡眠。

再次，进行适当体育锻炼，提升修养，涵养品行。

最后，不依据自己从杂志或网络上看到的所谓医学常识对号入座，身体出现不适症状时要及时就医，可以就诊双心门诊或寻求相关专科医生的帮助。

小贴士

何谓心身疾病

心身疾病强调人的病痛应包括身体和心理两方面，和双心疾病一样，很多疾病的产生、诊断、治疗和康复，都既要考虑生物学因素，也考虑到社会心理因素，就是既要看“人的病”，也要看“病的人”，看生病的“人”是怎么样的一种“人”。

只治好一个“心”行不行

生活实例

Life examples

老李头和老张头在双心诊室外又聊起来了：“老张，这个双心疾病啊，听医生说这两个‘心’是有关联的。那是不是治疗的时候要一起治？您碰到过这样的医生吗？”“还没有哦，以前都是医生快速问问病情，三五下开药了事，没见有医生问长问短聊家常的，这好像是只治一个‘心’啊！那是不是只治好一个‘心’就行了？老李，您说呢？”医生在诊室听到这话，赶紧将他们俩叫进诊室解释起来。

东汉末年著名医学家华佗的《青囊秘录》载“善医者先医其心，而后医其身，其次则医其未病”，强调治心在治疗疾病中的重要性。明代李梴在《医学入门》指出：“有血肉之心，形如未开莲花，居肺下肝上是也；有神明之心，主宰万事万物，虚灵不昧是也。”自古以来，心脏就不仅仅是一个实质器官，它也与我们的心理、精神状态密不可分。在东西方文化中，心脏往往被视为灵魂的居所，而分科细化的现代医学，也有越来越多的学者认为心理与心脏息息相关。

1995 年胡大一教授经过对临床实践的深刻反思，脑洞大开：中医不是讲心主神明、心主血脉嘛，尝试

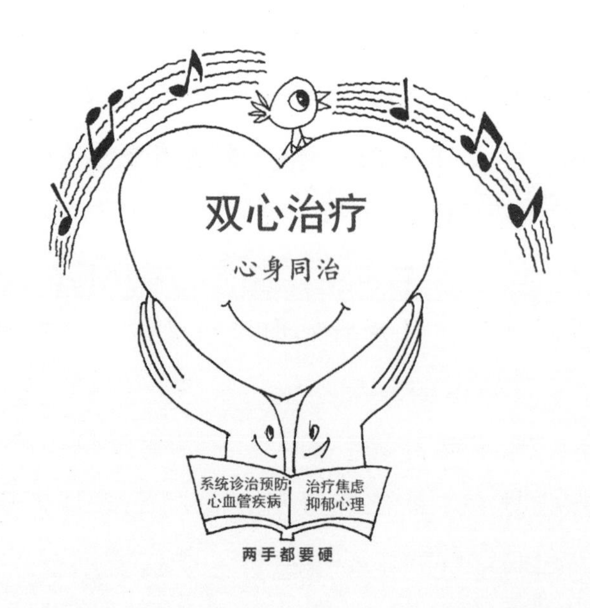

用氟西汀（百忧解）治疗排除冠心病但症状频发严重胸痛患者取得很大成功，据此他在中国首倡双心治疗、心身同治，强调心血管治疗融入精神心理评估干预的必要性与紧迫性。

双心治疗主要体现两个方面：一是系统诊治预防心血管疾病，二是治疗焦虑抑郁心理，包括药物治疗（抗焦虑抑郁药物）、心理治疗（压力管理、情绪自控、错误观念矫正）、行为治疗（健康生活方式建立）。

高血压患者如存在双心问题，血压波动会比较大，即使不断调整降压药物，血压控制依旧难以达标。早搏患者合并双心问题后，症状会被无限放大，通过监护可发现患者诉心慌的时候未必有早搏，没有早搏时候却诉心慌；一些职场压力较大的年轻人出现胸闷、心慌、气短、心跳加快等症状，各种检查的结果却显示正常。上述情况，如果医生一味强调“没问题，别担心”，显然患者是不会满意的，只有积极发现、全面评估患者的潜在或表现出来的双心问题，引导患者保持乐观的心态，才能有所助益。

小贴士

践行心脏康复，落实五大处方

胡大一教授提出“五大康复处方”概念，就是通过药物、运动、营养、心理、戒烟限酒五大处方，实现心血管疾病的全程管理，减少心血管危险因素，提高生活质量，降低心血管事件发生率，从而形成“防、治、康、养”为一体的4S服务体系。

将双心患者治疗纳入心脏康复整体框架，将五大处方作为双心治疗载体，是符合国情、行之有效的解决之道。心理康复是心脏康复的灵魂，因为只有心理健康才能自尊自爱、重视健康、配合治疗、珍爱生命，才能提高治疗依从性，才能有毅力摆脱不良生活习惯，才能提高生活质量，从而达到身心完全康复。

第二部分

高血压与双心

“60岁开始读”科普教育丛书

血压忽高忽低，究竟怎么办

8

生活实例

Life examples

朱老伯有高血压，最近老伴骨折住院动手术，担惊受怕加劳累，血压忽高忽低，换了两次药还是不行。这次找到医生，朱老伯拿出一个日记本，里面密密麻麻记录了多次测量血压的数值和测量时间。医生看了后给他预约一个24小时动态血压检测，建议他加半片倍他乐克缓释片控制血压波动幅度，并做好心理调节，遇到血压增高不要紧张。一周以后，朱老伯拿着24小时动态血压报告来找医生，这次结果完全正常，朱老伯心情也轻松许多。

高血压是心脑血管疾病的基础病因，在脑血管意外病因中，高血压占60%的因素，因此控制高血压非常重要。然而很多老年人因血压经常上下波动而担忧苦恼，就怕发生并发症，甚至陷入焦虑痛苦泥潭。我们认为，不能过度夸大短期血压波动危害。

血压其实就是大动脉内压力，它的形成与心脏收缩力和大动脉的弹性有关。人要维护血液循环，就要维持一定的血压。描述血压我们常用收缩压、舒张压来表示，收缩压是心脏射血时对大血管内壁的压力，舒张压是心脏舒张时大血管弹性回缩时产生的压力。健康的人血压是在一定范围内，过低过高都不行。过低全身缺血缺氧、休克，过高对血管壁和心、脑、肾产生不利影响，就是所谓高血压。

老年人高血压有其特点：收缩压容易上升，舒张压常偏低，血压容易波动，其原因在于老年人血管弹性差，硬化程度高，在射血期间，因为血管没有弹性，失去对血压的弹性调节，一收缩血压容易上升，一舒张血压下降明显，容易受心率、心肌收缩力影响，血压波动幅度大。

老年人如果紧张、激动，交感神经兴奋，心跳加快、心脏收缩力增强，就会造成收缩压上升。但要认识到这种上升是暂时现象，紧张总会渐渐过去，血压也会下降。如果情绪紧张就放松不下来，血压就会反复上升，波动频繁，更会让老年人紧张、过度关注，形成恶性循环。

要阻断恶性循环，首先就要控制情绪，保持平和心态；其次测血压要避开情绪紧张时，否则越测越高！容易受情绪影响的老年人，最好做一次24小时动态血压，大数据相对更准确。

小贴士

日常测血压注意事项

（1）日常测血压坚持“三同”原则：就是在每天同一时间、同一侧手臂、同一状态下测血压，这样尽可能保证结果不受干扰影响。

（2）要定期、定时测血压，每天测量1～2次即可，比如每天8～10时、16～18时，往往这段时间血压相对偏高，具有代表性。频繁测血压，甚至夜间起来测血压，既无必要，也影响休息。

从来没有高血压，她为何血压飙升这么高

9

生活实例

Life examples

曾在门诊中接诊一位 60 岁的女患者，一问诊就强烈希望住院，说因为血压飙升多次看急诊，最高血压 242/126mmHg，急诊医生开了各种降压药还是没效果。医生说别急，先把病情搞清楚。

医生问了患者三个问题：①是否有睡眠问题；②是否有情绪问题；③临床表现是否与检查结果不相符，而且不能得到合理解释。如果三个问题中有两个“是”，那么患者有 80% 的概率存在情绪心理问题。医生再给她做了“躯体化症状量表”测试，还发现了很多没有表述的症状，包括胸闷、胸痛、心悸、躯体疼痛、尿

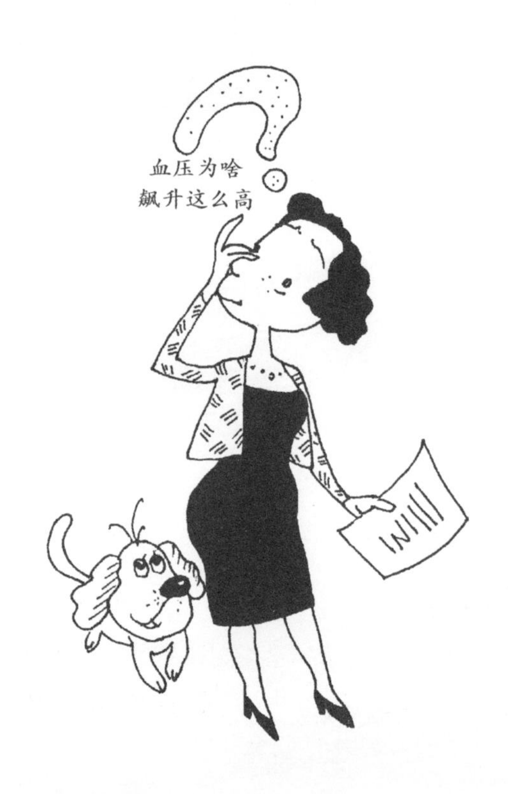

频、尿急、胃部不适、咽喉部不适、手麻、出汗，特别容易紧张担心，症状测评得分很高。

这样就比较清楚了，患者有了严重的焦虑，是情绪波动导致血压随之剧烈波动。

于是医生对患者说，应该先调整心态，保证充足睡眠，而不是找强效药物，嘱咐她每天定时测血压，而不是一难受就急着测血压，这样的数据并不代表真实情况。

这时，站在一旁的患者的老伴说道：“医生，她是有点焦虑，有些担心、紧张，但血压也不至于高到240/130mmHg吧？”

“为啥血压这么高？一要看她有没有遇到紧张的事，二要看她性格，做事急不急？”

“医生您这说对了，前不久一个老同事去世了，她就很担心自己！她做事很急，什么事最好马上解决，不能拖延！”

“A 型性格的人性子急，做事认真、追求完美，遇到事情非要马上解决，不能容忍缺陷、拖延，这样越急血压越高，所以血压就飙升！”

“医生您说得对，我也发现了自己的问题，但就是控制不住，怎么办呢？”女患者急忙说道。

于是医生给患者详细解释并建议她服用抗焦虑药物，有问题再来门诊。患者点头同意，放心地拿着处方离开。2 周以后老夫妻来复诊，情况非常好，医生鼓励患者坚持治疗。

老年高血压特点就是波动大，如遇到紧张应激情况，加上性格急躁，血压波动就更强烈。造成上述状况的原因在于高血压病史长，大动脉硬化严重，血管弹性下降，遇到紧张事件，交感神经兴奋、心跳加快，收缩压随之急剧波动，但一般舒张压波动小。舒张压高低主要决定于大动脉弹性，老年人舒张压越低，说明动脉硬化越严重，容易出现脑梗、心梗、肾衰等高血压并发症。

小贴士

对于这样的患者，不要急于更换强效降压药，也不宜加大剂量，而应以心理疏导、缓解压力为优先。

否则轮番使用多种强效降压药，而一旦情绪暂时稳定了，又会造成低血压，出现头晕、头昏甚至生命危险。

也就是说，如果不识别出其中的情绪心理问题，最终血压还是上上下下，让老年人烦恼不堪。

有了高血压就担心中风，有道理吗

生活实例
Life examples

齐老伯最近就因为血压控制不好，害怕发展为中风，于是不停地看病，今天又在老伴陪同下来找医生。医生接过病历前后翻看，十分不解道："老伯，您降压药都换了一遍，现在是联合用药，都选了好药，怎么还控制不好呢？"齐老伯连忙说："我一周看了2次急诊，急诊医生说要到心内科调整用药，否则迟早要中风啊！我吃药最认真了，一粒药都没有落下，您看这是我每天认认真真测的血压值。"

医生于是给齐老伯做了简单的焦虑抑郁量表测试，结果显示齐老伯有中度焦虑。于是医生告诉齐老伯，因为过于紧张会造成血压高，紧张的源头就是他错误认为血压增高等同于中风，实际上这是夸大了高血压的风险，老年人不可能血压固定不变，越紧张血压越高，越睡不好血压越高。齐老伯说：“医生您说得对，我就是整天担心！那怎么能让我不担心呢？”医生接着道：“我认为目前关键是控制焦虑，打破恶性循环。我建议您进行抗焦虑治疗，适当吃一点助眠药，配合心理疏导，血压很快就会安稳下来！另外您每天固定测2次血压就可以了，不必一天到晚测血压，更不要半夜起来测血压，过度关注血压会导致焦虑情绪！”经过治疗，2周以后齐老伯来复诊，情况极为改观，无论是自己测，还是24小时动态血压，都显示血压回归正常。齐老伯和老伴脸上都露出了轻松的笑容，也就没有中风的风险了。

我国每年有600万中风患者，其中不少人会致死致残，即使救治存活下来，也会造成严重后遗症，甚至生活不能自理。许多老年人目睹周围邻居、同事发生中风，心里也是特别紧张担心自己也会落得一样境地，于是陷入焦虑之中，这样反而血压控制不好。固然在脑血管意外病因中，高血压起着重要作用，但不能说有了高血压就一定会中风，或者说血压一高就会带来中风，因为发生中风主要还是取决于脑动脉硬化的程度、斑块是否稳定、有无动脉瘤。

老年人预防中风，首先应该采取措施防止动脉硬化发展。其次可以通过颈动脉血管超声、脑血管CT或动脉造影、脑血管磁共振等方法，全面检查颈动脉、脑血管，看看有无严重狭窄或不稳定斑块，是否存在动脉瘤，如有视情况及早采取干预措施。其三血压尽可能保持平稳至稳中偏低的水平。但是也不能因为血压波动就紧张担心，一天到晚不停测血压，这样反而造成过度关注、陷入焦虑，血压反而越来越高！

小贴士

老年高血压患者中风警兆

（1）长期血压控制不达标。

（2）高血压同时存在脑动脉硬化。

（3）有脑血管瘤，脑动脉、颈动脉有不稳定斑块等。

（4）伴有严重糖尿病、高血脂、痛风、高半胱氨酸血症（H型高血压）等。

（5）极寒天气冒风雪外出锻炼，酷暑天从空调房间到外面骄阳下随意进出。

各种药都不见效，真的是难治性高血压吗

生活实例

Life examples

年过六旬的张先生原来每天服用一片代文（缬沙坦胶囊），血压一直控制得很好，现在不知道怎么了，血压越来越高。后来听从医生建议，先后换了复代文（缬沙坦氢氯噻嗪）、科素亚（氯沙坦）、奥坦（奥美沙坦）、络活喜（苯磺酸氨氯地平）、拜新同（硝苯地平）、倍他乐克（美托洛尔）等一堆新药，还是不行，血压高起来200/120mmHg，家里人吓得打"120"电话送急诊！今天不得不再来门诊求助。

医生翻看病史也很吃惊，可用的都用了，没啥药可换啊！于是问："这些都没效果，血压一点不降？"

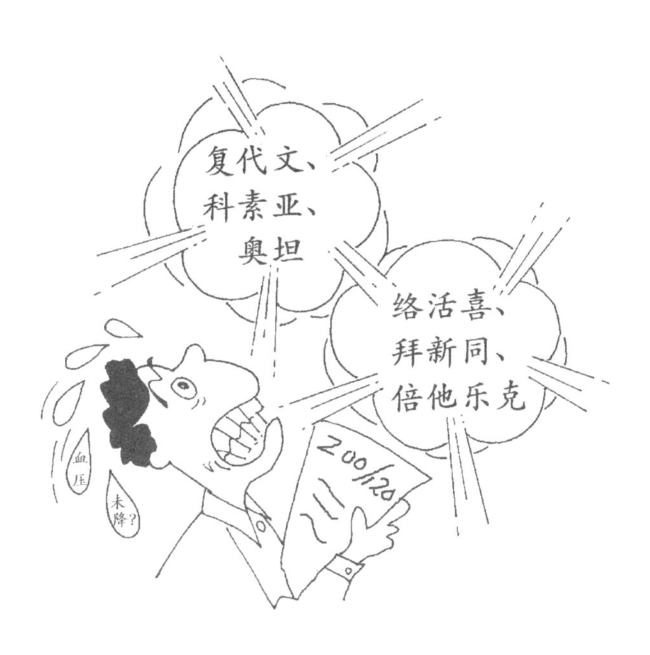

“这倒也不是，比如早上测血压，有时候还比较低，可是一到晚上血压就上来，就控制不住，好几次看急诊都是晚上！”

“那就是说并不是顽固不降，而是血压时高时低。您最近睡眠好吗？遇到啥烦心事？”

“还真有，我右肩胛经常痛，医生说要手术。我考虑再三，托了熟人找了专家，2个月前在一家大医院做了手术，可是手术效果不好，肩痛更厉害了。去找医生复查，拍片后医生说手术没做好，需要做第二次。当我咬咬牙准备第二次手术，结果发生疫情，全部手术暂停！当时医生说如果不及时做手术，骨骼就长不好，就是以后再做手术效果也不会好。谁知道我准备手术了，却不能做了。这个要等多久我也不知道，去催医生也没用，想想很害怕很着急！白天忙忙碌碌还好，一到晚上就紧张担心。我现在睡不好，一方面可能是发愁、担心，一方面晚上肩痛更严重，好几次痛醒。医生，我真的很苦！"

"哦，是这样，您是心理压力过大，产生焦虑情绪，导致血压增高。我无法帮您解决手术问题，但是我会先帮助您控制好血压。您不需要再换药，但要控制好情绪。既然已经这样，就不要多考虑了，疫情总会过去，医生肯定会尽快给您手术，我会给您开一点镇静安眠药，好睡眠对于控制血压太重要了。其次我建议您使用抗焦虑药物，摆脱焦虑情绪才能控制好血压。"

"好的，医生我听您的！"张先生连忙说道。

一周以后，患者提前来复诊，他脸色喜气洋洋，告诉医生:“吃了您开的阿普唑仑和氟哌噻吨美利曲辛片(黛力新),现在血压不高了,睡眠也好很多!您的及时开导也让我心情好很多。医生告诉您,骨科医生打电话给我了,说我的情况比较特殊,他们会特殊处理。只要医院同意恢复手术,就首先让我先住院手术,我听了更放心了!”医生连忙说:“这就好,预祝您手术顺利!”

很多老年人血压控制不良,医生们也尝试调整各种降压药,都难以奏效,那么是不是属于难治性高血压?这不好说,要具体情况具体分析,应全面梳理各种原因,观察血压升高的特点。

事实上,除了肾功能不全导致的高血压,真正属于难治性高血压的其实不多。很多时候是因为我们忽略了老年人的社会心理环境因素。老年人一旦紧张焦虑或处于应激状态,血压就会经常飙升,这种血压增高与情绪活动极为相关的情况,并不是严格意义上的顽固性高血压。

小贴士

何谓难治性高血压

临床上一般指经过联合规范治疗、大剂量治疗、包括3种或3种以上降压药物治疗，时间超过一个月，均不起效，血压仍不能有效控制在140/90 mmHg以下，或需服用≥4种降压药物才能有效控制血压，这称为难治性高血压。

什么是M型高血压

生活实例

Life examples

64岁的李阿姨是一个急性子人，做事风风火火、果断干脆，以前一直身体健康。可是最近半年来，李阿姨时常感头昏脑涨，当时也没注意。一周前偶

然去测一次血压，居然160/100mmHg，连忙去看医生。医生测下来也很高，诊断为原发性高血压，嘱咐要每天吃降压药。李阿姨十分紧张、疑惑，怎么就变成了高血压了呢？

于是她就问医生："医生，我从来没有高血压，年轻时候还有低血压，怎么变成高血压了呢？我们家没有高血压，我妈今年88岁，也没有高血压！"

"那您啥时候开始头昏脑涨呢？"

"好像有好几个月了，我当时以为没睡好，事情多，也没注意。"

"多久没睡好？有啥原因呢？"

"就是最近半年多吧！大概家务事多，小外孙住我家，她妈妈是护士，最近单位经常外出测核酸，无法带小孩，小孩要上网课，我要为她准备一日三餐，每天还要去看我妈1～2次，实在太忙了！"

"除了睡眠不好，还遇到什么紧张、担心、发愁的事吗？"

"我还要照顾88岁老妈，我妈独居一个人，现在疫情下，我很担心她感染。我两头跑，夜里还要担心，有点吃力。”

“所以您体力、精力都超负荷，生活长期处于紧张状态，这样下去肯定就会有高血压！”

“我也知道自己透支了，总觉得很疲惫，但是没有办法，只能打起精神坚持下去。”

“您这个情况是M型高血压，就是精神压力相关性高血压，疫情之后这种情况很常见。血压高了当然要降压治疗，但关键找出导致高血压的原因。您一定要让自己放松下来，保证充足睡眠，千万不能焦虑！如果情绪调节好了，当然血压就能控制好，甚至可以不吃药！”

“医生，我明白了，我这个人做事太认真仔细，我知道应该怎么办了，一定要让自己放松下来。我回家要和他们商量，大家一起分担责任，谢谢您！”李阿姨如释重负走出诊室。

是的，如果长期处于高压力、快节奏状态，不舒缓心理压力，时间一久，有的人就会产生情绪障碍、睡眠障碍，不仅影响心情，影响工作学习效率、人际关系，也会影响健康甚至造成高血压。现已经明确，精神心理因素已经和高盐膳食、肥胖、遗传、代谢综合征、阻塞性睡眠呼吸暂停综合征等因素并列，成为高血压的发病基本因素之一。

老年人是心理障碍高危人群，国内多项调查研究发现，老年人出现心理障碍发生率高达 20% 以上，亟须引起大家重视！我们在诊治高血压时候，如果遭遇各种“困难”“疑问”，就应及早进行社会心理评估，以便发现社会心理因素，而不是仅关注高血压治疗。

小贴士

如何确定 M 型高血压呢

（1）须符合高血压诊断标准：即在安静时候不同时间测血压，至少 3 次以上，无论收缩压或舒张压，其中一次≥ 140/90 mmHg，即可诊断为高血压。

（2）血压波动高峰与情绪心理活动相关。患者一旦紧张、焦虑时候就立刻测血压，往往越测越高就越紧张，形成恶性循环，且常伴严重睡眠问题。

M 型高血压如何治疗

13

生活实例

Life examples

一位 64 岁女患者 3 年前心脏做过手术，在 2 周前参加同学聚会，在包房内她突感心悸、胸闷、头晕、出汗，自觉透不过气而晕倒。患者被扶着坐到门口含服其他同学带的硝酸甘油片后，头晕目眩加剧，冷汗一身，双眼发黑，随即又晕倒在地。同学赶紧打"120"电话送到医院急救，到医院后情况好转，各项检查无特殊后回家。但从此患者血压开始波动，好几次因为血压升高看急诊，这次干脆住院治疗，不找清原因不回家。这把管床医生难住了，赶紧向上级医生请教。

患者属典型的 M 型高血压，为啥近来血压波动?

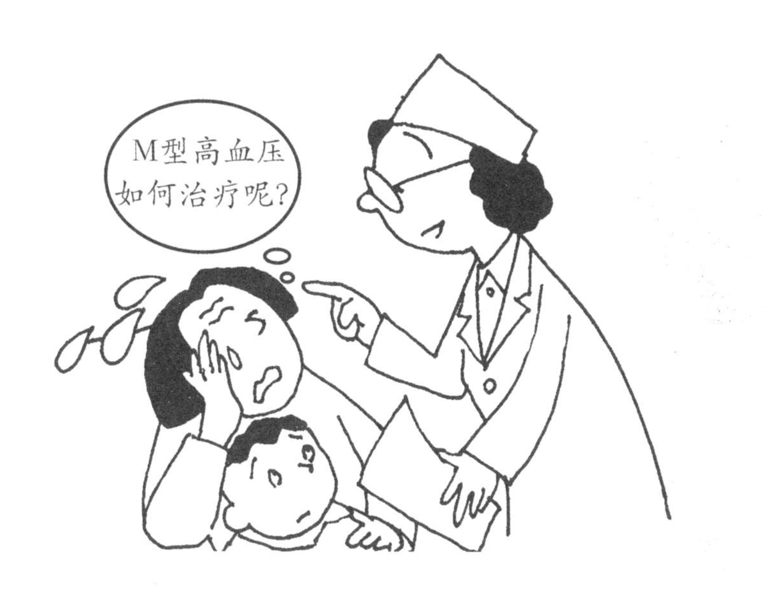

从上文中可以推理得知，是源于两次“晕倒”的应激。

第一次在包房内，当时包房内人多空间小，空气不流通，引发患者“幽闭恐惧症”发作，导致交感神经兴奋，心跳加快、血压上升，引发迷走神经拮抗反应。结果血压下降，心跳缓慢，造成脑供血不足，于是患者出现头晕、脸色苍白、出冷汗现象。这是第一次类似“晕倒”，但患者意识是清楚的，不算“晕厥”。

第二次是患者被人搀扶坐到门口，引起大家关注。有老同学以为她“心脏病”发作，好心拿出心脏病急救药硝酸甘油片，这是缓解心绞痛的急救药，可扩张血管，改善心肌供血，但有的人对硝酸甘油片特别敏感，舌下含服迅速吸收，全身血管扩张，回心血流大幅度减少，严重时会发生晕厥，叫作"硝酸甘油晕厥"。患者本来已经是低血压了，再加上服用硝酸甘油，血压更低了，于是脑供血急剧下降，就真的"晕厥"了！

患者最后因为这次晕厥被急送到医院，产生心理阴影，自己有心脏病动过手术，自己被抢救时同学们七嘴八舌议论，都对患者产生强大心理压力。患者以为猝死会"不期而遇"，不一定救得过来；她对舌下含药产生恐惧，以为这个"药"和那个"药"都一样。这样胡思乱想几天，渐渐进入焦虑模式，睡不好，血压急剧波动。直到住进病房，仿佛进入"保险箱"，有了安全感，血压自然回归正常。

上级医生给患者使用了抗焦虑药物，降压药改为：倍他乐克（美托洛尔）+络活喜（苯磺酸氨氯地平）+复代文（缬沙坦氢氯噻嗪），以后视情况增减。2周后门诊随访，患者血压一直稳定在120/75mmHg左右，于是停用络活喜，继续保留复代文加倍他乐克，逐渐减量至停用抗焦虑药物。目前患者一直在门诊随访，血压一直非常稳定，再也没有去过急诊。

小贴士

M型高血压双心治疗要点

M型高血压通过双心治疗可以解决问题。

一方面要缓解心理压力，降低神经紧张对血压的冲击与干扰，很多时候是患者出于对医学知识的误解，心理疏导就能基本解决问题，关键是要识别出来。

另一方面M型高血压治疗要有针对性，与普通患者要有所不同，治疗要点如下：

（1）尽快降压：多提倡用长效降压药，但保留使用短效降压药。β受体阻滞剂如倍他乐克等能缓解强烈的心理活动对血压影响，一般必须使用时要注意剂量。

（2）科学监测血压：如24小时动态血压。

（3）情绪调节：多参加文娱活动，同他人多交流。

太极拳、八段锦可以治疗 M 型高血压

生活实例

Life examples

老王刚退休去参加体检，查出是 M 型高血压，医生给他解释了老半天，本来就整天不高兴，现在更郁闷了。同小区的老张前两年就退休了，每天都在小区花园里练习太极拳和八段锦，就劝老王和他一起练试试看，并说自己的 M 型高血压也治好了。老王一听就来劲了，只要不下雨，天天与老张一起练，渐渐血压就恢复正常了。

八段锦有千年历史，其特点是基于中医理论，采用对称的身体姿势和运动，强调身体、思维和呼吸运动和谐运作，动作简单，容易学习。

而太极拳产生稍晚，综合了唐、宋、元、明各代名家拳法，经过各代武术大家不断研习发展，太极拳从招式到理论，日趋完美，流派众多。太极拳讲究意念引导“气沉丹田”，运用阴阳学说和中医经络学说，要求按经络通路，螺旋缠绕，以“意”行“气”，打通任督二脉，讲究“心静”“体松”，重在“内壮”，所以被称为“内功拳”。

我们很乐意向广大老年朋友推荐八段锦、太极拳等中国武术，这是非常好的自我疗愈方法，对于治疗精神压力相关的 M 型高血压帮助很大，我们来看一些相关研究。

2016 年美国心脏协会和美国卒中协会在线发表了一项荟萃分析研究表明：与一般体育锻炼或者不锻炼相比，太极拳和八段锦等中国传统健身操可使心血管病患者收缩压、舒张压分别降低 9.12、5.12mmHg，还可以降低血脂，提高 6 分钟步行试验成绩，缓解心衰症状，对不良情绪也都有改善作用。

2017 年发表的一个关于八段锦的荟萃分析，数据来自 6 个数据库随机对照研究。一共观察 365 例八段

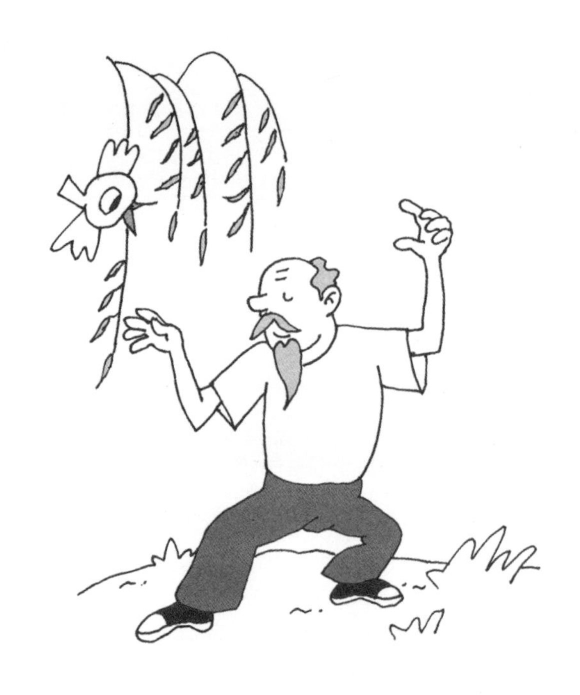

锦练习者前后血压变化，无论收缩压及舒张压均取得了显著性下降，睡眠质量显著提高。

那么，为何太极拳、八段锦可以治疗M型高血压？原因可能有以下几点。

（1）练习时要求凝神静气，思想集中，心无旁骛，态度认真，有利于转移、缓解精神压力。太极拳、八段锦完整打完一套动作，运动量不小，可达中等运动量，可改善体力和平衡能力，舒筋活血，提高心肺功能，振奋情绪，减轻压力。

（2）太极拳动作迟缓，讲究姿态平稳，步态扎实，给人以稳重、安全的身心体验。

（3）动作以柔为主，柔中带刚，实际上是肌肉的放松。

（4）练习太极拳要求“气沉丹田”，实则采用腹式呼吸，通过控制呼吸频率，进而影响心率、血压。

（5）太极拳、八段锦讲究用意念控制气息来完成动作，实际上形成心身联动机制，有益心理平衡，控制焦虑抑郁，改善睡眠，进而有效控制血压，提高心理精神活力！

小贴士

太极拳动作相对较繁复，因此对于年老体弱或初学者，可以先练习八段锦、六字诀等，相对而言动作简单、稳重，容易学习、掌握。如假以时日，长期练习，对于缓解心理压力、调节情绪、改善睡眠，控制血压，均有获益。

睡眠与高血压有何关系

15

生活实例

Life examples

姚大妈因为血压控制不好要求更换降压药物。她以前每天一片替米沙坦，现在控制不住了，说晚上还要高，收缩压经常是 170、180mmHg，到底什么原因？要不要换药？她还带着一份 24 小时动态血压监测报告，医生一看就问道：“您睡眠不太好吧？”姚大妈一愣，疑惑不解地问：“医生，您怎么知道？我这高血压与睡眠还有关系？”医生赶紧给她解释起来。

医生告诉姚大妈说：“您的动态血压特点是白天血压比晚上血压要低，反过来了，所以说晚上睡眠不好。”“您说得对，最近睡眠不好，夜里起来 4 ~ 5 次，一点也睡不好。”姚大妈赶紧说道。

医生又详细地询问，原来她今年 78 岁，是插队返城知青，没有本地户口，没有医保，只有低保，目前跟随儿子生活。她 3 个月前做了乳腺癌手术，目前在进行化疗、靶向治疗。由于相关药物价格昂贵，她又没有本地医保，治病花费巨大，心里也很焦虑；还担心自己术后体质弱，又有基础性疾病。种种心烦之事，觉得自己孤苦、倒霉，不知不觉陷入焦虑抑郁之中，渐渐失眠，于是血压开始波动了。

医生于是和她说："血压高与您心情有关，心情不好影响睡眠，睡眠不足影响血压，因此关键还是要放松心情，管控好压力，睡好觉，换药加药可以等一等，睡眠好了，心情好了，血压自然就好了。"医生给姚大妈加用了国产氨氯地平片联合降压，阿普唑仑改善睡眠，氟哌噻吨美利曲辛片改善情绪，这些都是价廉效果好的药品，患者满意而去。2 周后复查，血压回归正常，姚大妈心情也好了很多。

在高血压治疗中，处理好睡眠问题相当重要。如果睡眠不好，高血压也就很难控制好，尤其是老年人。关于睡眠时间与高血压的关系，我国学者 2005 年在安徽农村做了一项睡眠时间与高血压相关性研究，结果发现：无论男性、女性，睡眠时间过短（< 7 小时），过长（> 9 小时）都会显著升高血压，最佳睡眠时间是 7 ~ 8 小时，也就是说平均睡眠时间 8 小时的人群，其血压是最低的。如果女性睡眠不足（< 7 小时）会增加高血压风险 3 倍，而男性睡眠过长（> 9 小时）则增加高血压风险 0.5 倍。

目前统计我国老年人中，不少存在睡眠障碍，老年女性更容易失眠。长期的睡眠障碍可导致血压升高。因此，老年人要控制好血压，一定要睡眠好，如有睡眠问题一定要设法解决或改善，否则血压会控制不好，甚至成为难治性高血压。

小贴士

长期失眠会导致血压升高

2009 年加拿大魁北克省蒙特利尔大学心脏病科医生们做了一项研究。他们将 13 名血压正常的慢性失眠者和 13 名有良好睡眠的正常人做了对比研究：每个人做了 3 天的 24 小时血压动态监测，第三天还做一次 24 小时脑电图动态监测。结果发现，即使正常血压者，如果长期失眠，也会造成夜间血压升高，而夜间血压升高与心血管不良事件密切相关。

第三部分

冠心病与双心

为何血管造影检查问题不大还是胸闷透不过气

16

生活实例

Life examples

一位60岁女患者，反复心慌、气短，一到晚上就更严重，浑身出汗致衣服湿透，四肢、脚底冰冰凉。睡眠不好，凌晨三四点钟就醒了，不能平卧，否则就气急、透不过气，只能半躺半坐着才能迷迷糊糊睡一会儿。胸背部一直隐隐作痛，胆子小，不能听到不是自己发出的任何响声，比如测血压的袖带的那种粘胶带的拉扯声，还有脱衣服静电的啪啪声，听了心要吊起来，特别难受！这是为什么呢？

医生认真听患者说明病情后，又仔细看了看患者提供的检查单据，大致知道了原因，连忙对患者说：

“好的，您的情况我大致知道了。根据您的检查报告，冠状动脉血管狭窄程度 < 30%，只能算冠脉硬化，还没到冠心病的程度。您的主要问题是情绪问题，就是焦虑抑郁啊！建议您接受双心治疗（抗动脉硬化药物 + 抗焦虑抑郁药物），就是既要治疗冠状动脉硬化，也要控制焦虑抑郁情绪，情绪好了，精神面貌也会焕然一新，会回到从前的那个您。”患者连忙说：“好的，医生，我听您的，我也希望自己尽快好起来。”

冠心病有三层含义：一是冠状动脉存在粥样斑块；二是斑块造成管腔硬化狭窄；三是存在心肌缺血。否则仅有一定程度斑块，只能称为“冠状动脉粥样硬化”，而不能称为“心脏病”。

冠心病的定义是清晰的，可临床远比这复杂。我们经常遇到患者冠心病十分严重，但竟然没有相关症状，即所谓“隐匿型冠心病”；也有症状十分“严重”，已经影响到生活质量，但是冠脉造影结果不太严重，甚至连冠脉硬化都不存在，有人统计行冠脉造影检查的患者 60% 以上都是这种阴性结果。前者好解释，因为冠脉硬化是一个慢性过程，病变日积月累，患者可能渐渐“适应”“耐受”；后者既然冠脉病变不严重，没有心肌缺血，那患者症状从何而来？

明明症状已经显示无法正常生活，但按冠心病“金标准”还不算心脏病，其实这类患者所有症状都与焦虑抑郁情绪有关，与心肌缺血无关。大家只重视

小贴士

情绪心理问题的躯体化现象

人对重大生活事件的应激反应包含认知、情绪、生理和行为几个方面。如果个体对应激反应以躯体症状为独特表现形式，并自认为是躯体疾病，到综合医院各科就诊，而检查中没有相应器官病变的证据，或检查所见无法解释其所诉说的躯体痛苦，这种临床现象我们称为“躯体化”，可见于多种心理情绪疾病。心脏、胃肠道、咽喉、尿道等神经分布丰富的器官，常成为展现躯体化现象的靶器官，比如焦虑情绪导致心慌、心悸甚至胸痛，类似“心脏病”“心肌缺血”。躯体化现象给疾病诊断带来混淆，实际上反映了患者内心的不安、压力与痛苦，是心理应激的后果，如果没有整体医学观，就无法理解、分析、处理。

冠心病心肌缺血，未掌握双心医学理念，不进行精神心理评估，没有发现患者情绪心理问题的躯体化现象，就会难以理解患者症状，这位60岁的女患者就是这种情况。其原因可能有：①患者本人、家属没有意识到情绪心理问题；②病耻感，觉得去看精神心理科会被人耻笑，抬不起头；③很多医患人员缺乏诊治经验，对于情绪心理问题难以识别。

胸痛都是冠心病造成的吗

生活实例

Life examples

老刘早晨起床就接到电话通知，同事老张突发心梗去世了。他惊出一身汗，心慌不已，胸口也隐隐作痛，晚上辗转一夜不眠，第二天早上就赶到医院要求住院检查。医生让老刘详细讲述病史及胸痛情况，建议不必住院，做一个冠脉CT就可以了，并说老刘症状不是心绞痛。当时老刘还以为医生马虎推脱，在忐忑不安中强烈要求做了冠脉检查，结果正如医生分析一样，老刘血管基本正常，只有散在少许斑块，只能算冠状动脉硬化。对此老刘既高兴又疑惑，那自己胸痛心慌到底是啥原因呢？

冠心病相关症状中，心慌、气促、心悸等没有特异性，比如气管炎、肺气肿、房颤、心力衰竭等，都会有这些症状，反而胸痛是冠心病比较独特症状，可极大帮助冠心病诊断。

我们将胸痛分为“典型心绞痛”“不典型胸痛”“非心源性胸痛”三种类型。典型心绞痛的痛有三个特点：①胸前区压榨性绞痛、胀痛；②持续时间数分钟，一般不超过15分钟，过短过长都不像；③由活动或情绪激动所诱发。如果三点都符合就是典型心绞痛；如果符合其中一点或两点就是不典型胸痛，但也要考虑冠心病可能；一点都不符合，则为非心源性胸痛，就基

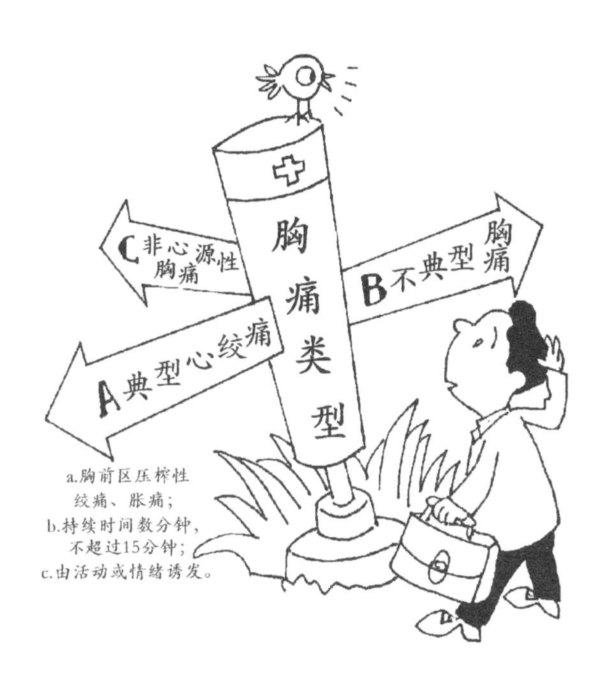

本上不考虑是冠心病了。

如果结合患者病史（类似情况）、既往史（有无高血压、糖尿病、高血脂等风险因素）、家族史（心脑血管病变家族史）、个人史（抽烟酗酒、肥胖、不锻炼、不良嗜好等），就能基本做出冠心病、心绞痛的临床判断，当然如果能进一步做冠脉造影或冠脉 CT 检查，那就能确定冠心病诊断。

单纯就胸痛这一症状而言，其原因很多，比如气胸、肺部肿瘤、纵隔肿瘤、食管憩室、食管裂孔疝、胃食管反流、胸膜炎、肋软骨炎、带状疱疹、胸主动脉瘤等，有的是危重疾病，有的是小问题。应通过问诊、体检、检查，进行一一鉴别，才能找出胸痛原因，保证最终诊断的正确可靠。

临床实践就是这样，有了冠心病并不一定会胸痛，会有人无征兆地突发心梗，所以有胸痛并不一定就是冠心病，很多胸痛患者血管造影是正常的，这与我们一般的认知大相径庭。美国著名心脏病学家赫斯特（Hurst）曾总结道：“许多时候胸痛与心脏无关，而与焦虑情绪有关！”

为何疼痛会成为情绪心理问题的一个重要症状？机制还不十分清楚，可能与焦虑抑郁增加了神经末梢的痛觉敏感性，也与患者人格特征、大脑神经核团先天功能增强、心理暗示等因素有关。也有人认为疼痛是人对付心理压力的一种自我防卫机制，就是以躯体的痛苦换取心理痛苦的减轻，国外已经将这种现象称为“躯体痛苦症状”。

因此，遇到胸痛不能简单认为就是冠心病。即使是冠心病高发的老年人群，很多时候也需要与情绪相关胸痛相鉴别，尤其是已经发现患者存在不良情绪时，这种鉴别必不可少。

小贴士

情绪相关胸痛的特点

情绪相关胸痛特点为：

（1）针刺样隐痛，时间短至数秒钟，长至数小时或半天。

（2）常无固定位置，但可清晰定位。

（3）可反复发作，胸痛较轻可忍受，往往没有心血管风险因素，活动后胸痛反而减轻。

（4）情绪相关胸痛容易发生于情绪不稳定的患者，发作时往往处于焦虑抑郁状态，发病前有各种社会心理事件因素诱发。

（5）转移注意力，转换空间（去运动、做家务）可以缓解甚至不发生。

突然心慌、气促、胸痛，就是冠心病的征象吗

18

生活实例

Life examples

林女士自从老伴去世后，失魂落魄，日夜难眠，陷入深深悲痛中。一天晚上 12 点，林女士突发心慌、心悸、气短、胸痛，全身悸动、冷汗淋漓，无法动弹，自感人要昏过去，女儿急忙打"120"电话送林女士急救。结果到了医院测血压，查胸部 CT、心电图、验血都是正常的，急诊医生建议住院做冠脉造影。住院后发现林女士有甲亢，不宜使用含碘造影剂，造影被临时叫停，后来经治疗情况有所好转后就回家了。可是问题没有解决，此后类似情况发作 3 次，发作前毫无预兆，突然之间症状爆发，这让母女二人非常担心。这到底是什么原因呢？

后来女儿找到一位资深医生，这位资深医生分析了病情，认为林女士冠心病依据不足，建议做一个心电图运动负荷试验、同位素心肌灌注显影来代替冠脉造影，结果正如这位资深医生判断，林女士一切正常，胸闷、心悸、胸痛发作并非是冠心病症状，而是焦虑惊恐发作的躯体化症状。

冠心病是成年人猝死的主要病因之一，我们时常听到有名人猝死，给大家造成了心脏病十分危险的观念，非常害怕自己有朝一日遭此厄运。因此，很多老年患者对于心脏病心存畏惧，担心“突然”发作会“死得快”，一旦有心悸、心慌、胸闷发作，就紧张不安。

实际上，有了冠心病不一定有症状，出现症状只是给我们提供线索，可能心脏出问题，也可能不是。对症状也要分析归纳梳理，找出其中特征性强的核心症状进行分析判断，不用担心有了冠心病查不出来，心脏病检查方法已经十分全面，不会遗漏病情。

需要指出的是，老年群体情绪障碍高发。很多老人出现心悸、胸闷、气促，很有可能与情绪障碍相关。如果经过各种检查并无实质性问题，同时有失眠、紧张、乏力、担心、多思多虑、心情低落、兴趣下降等，就应该及时做心理评估，尤其要注意挖掘社会心理因素。往往反复突发心悸、胸闷、气短，正是焦虑、抑郁情绪急性爆发所致。患者常因心理压力形成自动负性想法，什么最危险就担心会是什么病，于是想到心脏病就紧张，越紧张越容易出现心悸、胸闷、气短，越“酷似”心脏病，这样就陷入焦虑、抑郁泥潭。

小贴士

心脏病的检查方法

心脏病的检查方法发展迅速，日新月异。如能预防在先，采取各种措施，就能把心脏病风险降低到最小。

如有各种心脏方面不适，不要拖延，要尽早去医院检查。

医生会根据患者的情况，结合病程特点，来选择何种检查方法，如心电图、24小时动态心电图、运动负荷试验、心超、冠脉CT造影、冠脉动脉造影、核素心肌显影、心脏磁共振等，一般可快速、简便、准确查清问题。

生闷气会导致冠心病发作吗

19

生活实例

Life examples

梁女士60多岁了，退休前在单位还是一位领导，家境不错，穿着打扮十分得体。就是因为女儿找了个外地男朋友感觉脸面都丢光了，气得要死。于是胸闷、透不过气，各种心脏不适就出现了，但是到医院各种要做的检查做遍了都没问题，这到底是什么原因呢?

梁女士和女儿后来听从一位病友的建议来看双心门诊。双心门诊的医生建议梁女士做一个心电图运动负荷试验，结果除了有房性早搏外其他一切正常，而且她越跑越轻松，耐力极好。医生说她心脏肯定没有大问题，少量房性早搏没关系，就问梁女士是不是近

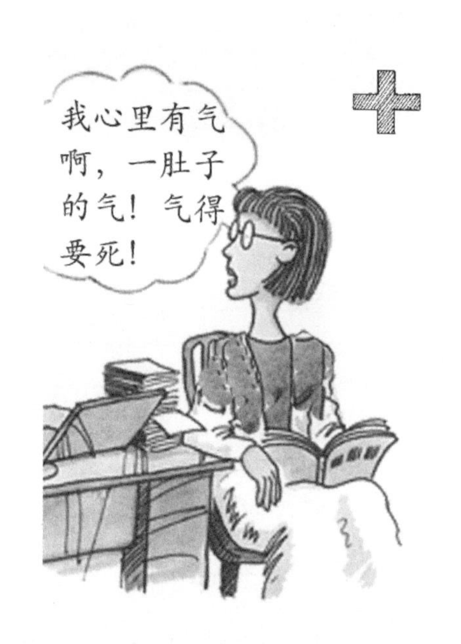

期心情不好。

"医生，不瞒您说，我心里有气啊，一肚子的气！气得要死！"

"为啥，能说说吗？"

"我的这个女儿，从小培养她读大学，现在工作也蛮好，结果找一个外地青年，工资没有我女儿高，学历也没有我女儿高。我越看越不称心，我叫她断了，她死活不肯。老公也不管，说要尊重女儿想法，我心里气得要死！”

“现在都什么年代了，都是自由恋爱啊！”

“自由恋爱我赞成，但是要找一个门当户对的啊！我在单位好坏也是一个领导，做事认认真真，方方面面、亲朋好友没有说半个‘不’字，想不到只有一个女儿，读书读到研究生，结果找一个外地人，我越想越气，生闷气，一肚子的气，所以气出毛病来了！”

经过解释、疏导、劝解，患者也明白了自己胸闷的原因。她问怎么办，医生说：“没有好办法，您女儿这么大了，她有她自己的价值观，您只能帮她分析参谋，不能做她的主，您还是想开一点，否则您就变成祥林嫂了！”患者点头称是。后来梁女士又找这位医生看过几次，情况的确好很多。

老年人遇到不开心的事情，一定不能生闷气。要及时说出自己心里话，最好找一些可信赖的朋友，大家帮着议论议论，评评理。如果闷在肚子里，一定对心脏健康不利。上文中的梁女士就是这样，越想越气，就越解不开这个心结。于是气上加气，心结解不开了，于是心脏就受不了，就出现心脏病的症状了，实际上不是。因此，老年人尤其不能由着自己的性格和脾气。

小贴士

性格与冠心病的关系

众多专家研究发现，A型性格的人容易急躁，易恼火（AGGRAVATION）、激动（IRRITATION）、愤怒（ANGER）、不耐心（IMPATIENCE），被称为AIAI反应，其本质就是交感神经过于敏感激动，易患高血压、冠心病、心律失常，猝死风险高。

近年来D型性格与心脏病关系已经明确，D型性格的消极情绪、社交压抑，易生敌意，愤世嫉俗和不信任，已被发现是冠心病的独立风险因素。曾有专家对303名严重冠心病患者随访研究发现，D型性格冠心病患者病死率高达36%！是同等病情非D型患者的3倍多！

因此，性格与冠心病的发生、治疗、预后有着极大关系，对于性格突出而强烈的患者，尤其是A型、D型人格的老年朋友，还是要特别注意！

冠心病患者老是担心会猝死怎么办

20

生活实例

Life examples

老姚是班车司机，还有一年就要退休了，身体一向很好。不久前在接送职工上班途中，一位50多岁同事突然昏厥倒地，大家惊呼一片，老姚急踩油门一路狂飙开车到医院，但这位同事还是因为急性心梗抢救无效不幸去世。经此惊吓，老姚一开车就忐忑不安，心神不宁。不久之后，老姚一位发小也突然心梗猝死，这一下把老姚彻底吓倒了。他时常突然胸闷、心悸、出冷汗，根本无法开车。只能请了长病假，在医院门急诊奔波看病，住了3次医院，做了2次动脉造影。尽管检查结果仅有轻度动脉斑块并没有使他心安定下来。同事来看他时问他为何如此担心，他说他害怕猝死！

以冠心病为代表的心脏病，给人的印象的确是非常可怕，因为发病没有预兆，一旦发作起来会猝不及防，甚至来不及送医院抢救，很多名人、明星也这样“猝死”了。于是有的老年人一旦确诊冠心病，就非常紧张，恐怕自己会猝死，去询问医生，医生也不能保证，只能含糊其词，于是这些老人心理阴影难以去除，甚至整天惶惶不可终日。

这种情况怎么办？说一些宽慰的话显然是没有效果的，重要的是解决这种困惑。

心源性猝死指因心脏疾病在预料之外骤然发作，在1小时之内自然死亡，也有定为24小时内死亡。心源性猝死是心脏病最危急、最凶险的结果，我国每年发生50多万心源性猝死病例，是世界猝死第一大国。

心源性猝死能不能预测和预防？答案是肯定的。冠心病发作，医学上叫作“心血管事件”，事件发生在具体哪个时间段，预测比较难，但是发生可能性大不大、能否采取预防措施，是完全可以做到的。那么，猝死有哪些危险信号呢？总结如下。

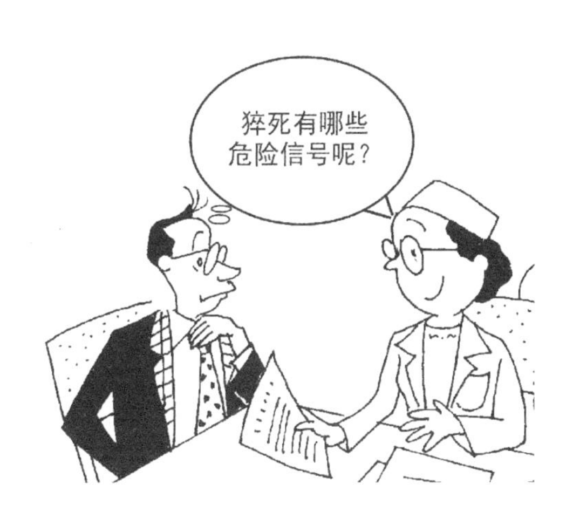

（1）有直系家属猝死史，出现不明原因晕厥伴四肢抽搐、大小便失禁。

（2）突发心悸、头晕、黑蒙等症状，要高度警惕。

（3）稍微活动、用力就出现剧烈胸痛，伴出冷汗、头晕、脸色苍白者。

（4）心超发现心脏明显扩大，射血分数 <35%，整体收缩功能下降，心肌重度肥厚、流出道梗阻，主动脉瓣重度狭窄，左房巨大黏液瘤，重度二尖瓣脱垂、重度二尖瓣狭窄等。

（5）冠脉造影发现有左主干、大血管、三支冠脉严重病变，血管内超声发现巨大不稳定斑块。

（6）严重器质性心脏病伴精神高度紧张者，要注意发生交感电风暴导致猝死。

（7）快房颤伴预激综合征。

老年人如果出现以上危险信号，要迅速就近就诊。患者本人或家属向医生准确陈述病情，以便于医生快速诊断并予以紧急对症抢救处理，以挽救患者生命。

小贴士

预防冠心病猝死的4条建议

（1）预防为主：控制好血压、血糖、血脂、体重，不抽烟酗酒、劳逸结合、生活规律、情绪平和。

（2）定期全面体检：有症状应排查冠脉造影或冠脉CT、24小时心电图、心超、心电图运动负荷试验等，及时掌握病情发展。

（3）早发现、早治疗：听从医生建议，不要犹豫。

（4）及时进行心脏康复：确诊冠心病或心梗后应在病情稳定后进行康复评估，在专业医院内进行以运动为核心的康复治疗。有研究表明，心脏康复可以降低冠心病死亡风险30%，降低心梗后猝死风险45%！

没有血管狭窄，为何也会发生心梗

21

生活实例

Life examples

62岁的周婆婆因突发胸痛住进了心内科监护室，住院医生向上级医生汇报病史：周婆婆昨日突发剧烈胸痛，送医后急查心电图胸导联ST段弓背向上抬高，心肌酶增高。按急性胸痛流程，行急诊冠脉造影，结果三支冠脉全部正常，没有斑块。大家都很困惑，还算不算是冠心病心梗发作呢？

上级医生考虑了一下，说先把病情问清楚。

“周婆婆，您这次发病前有啥不舒服？有没有啥预兆吗？”

“没有啥预兆，突然之间就胸痛发作，我没有高血压、糖尿病之类的慢性病。”

“那是否有劳累、感冒、情绪激动、生气之类的情况呢？”

“没有感冒，劳累有一点。我先生生病住院一个多月了，我每天要去看他，还有小外孙一天三顿吃饭、接送我负责，不过不辛苦，我忙惯的。不过懊恼可能有一点，但也不算。我觉得自己有点懊恼，因为前一阵我女儿出差，我趁空叫人去她家给地板打蜡，打完蜡发现房间有味道，我就开窗通风，然后急急忙忙赶到医院看先生，再到学校接外孙，赶着回家烧饭，忘记关窗了，结果女儿家被人翻窗入内盗窃了财物！这事都怪我不小心，心里非常懊恼！心里不开心，想了好几天，夜里也睡不着。”

“那发病那天啥情况？”

“那天早上我送好外孙，买完菜，刚到家，就接到电话，女儿发热了。我急急忙忙从家里拿了感冒药，要给女儿送药。刚出门就下雨，我急忙上楼拿伞。撑着伞刚走到小区门口，突然胸口爆炸一样疼痛，痛得我站也站不住，邻居发现急忙打‘120’电话送我到医院了。”

突然胸口爆炸
一样疼痛……
应激性心肌病
心碎综合征

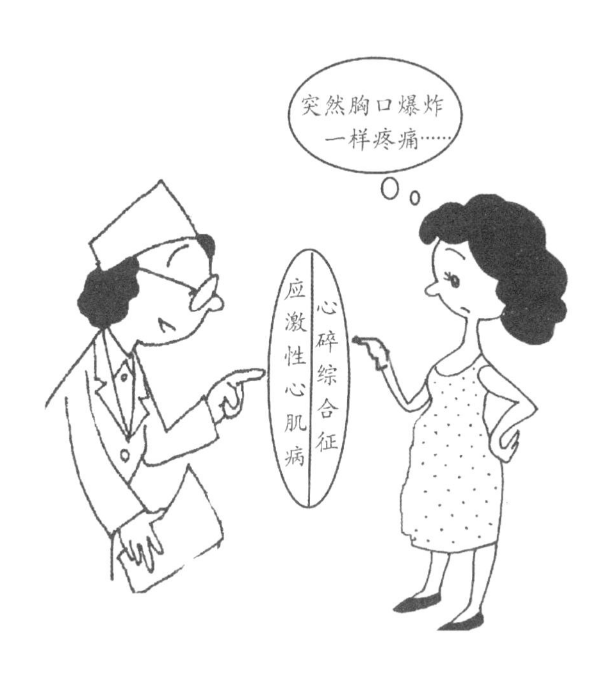

“爆炸一样痛？”上级医生重复一句。

“是的，就像胸口炸开来一样，几乎昏厥过去！”

“周婆婆，您平时是不是做事特别认真，一丝不苟，追求完美？”

“是的，我从年轻就这样，做事一定要做好。”

“这次病好了，您不可以这样操心了，要爱护好自己身体。您这次生病就是因为太操心了！”

上级医生听了既吃惊又感慨，想不到症状这么严重，一点不亚于急性心梗！感慨的是周婆婆62岁，为了家人呕心沥血，结果身体搞坏了。大家都认为周婆婆突发剧烈胸痛，心电图ST段损伤性抬高，符合急性心梗诊断标准，但是造影证实血管没有问题，应诊断为“应激性心肌病”或“心碎综合征”。

上级医生说，这个疾病首先是一位日本冠脉介入医生报道的。这类患者因有剧烈胸痛发作，有心肌损伤依据，被诊断为急性心肌梗死，但造影并无闭塞性冠脉病变存在，这类患者发病前都有情绪应激病史，故称之为“应激性心肌病”或“心碎综合征”。由于部分患者左心室造影心尖部收缩消失，基底部收缩增强，类似日本渔民抓章鱼的鱼篓，故又命名为takotsubo

小贴士

过去认为心肌梗死就是冠脉内斑块阻塞血管，或斑块破裂引起血栓阻塞血管，造成心肌血供中断，如果没有斑块，怎么可能发生心肌梗死？但随着心脏急诊介入治疗普及，有不少临床确诊的心肌梗死患者，血管造影却是正常的，有的尽管发现冠脉内有血栓形成，但经过抗血栓治疗后复查冠脉完全通畅，没有血管狭窄。

心肌病，takotsubo 在日语中的意思是“章鱼篓子”。

从现有资料来看，这个疾病并不罕见，在急性冠脉综合征中发病率为 2% ~ 7.5%，好发人群是老年绝经后妇女，通常有冠心病危险因素，但不严重，甚至没有危险因素。患者平时常有情绪心境障碍病史，或发病前有心理应激事件，一般认为其预后相对较好，但有 3.1% 复发率及 1.7% 住院死亡率，也不能轻视。

你知道情感支持对治疗冠心病的重要性吗

生活实例

Life examples

笔者有次在与介入医生交流中得知，他们经常会在术前议论预测胸痛患者的病情进展。他们认为冠心病患者如果有家人的情感支持，对病情康复非常重要。他们经验是：凡是离异、独居、没有家属陪伴甚至找不到签字家属；抑或是在酒桌上发病被酒友送至医院；自己生活过得一团糟的，没钱看病、没人陪伴的，这样的患者血管病变肯定相当严重；与此相反，凡是生活状态良好的急性心梗患者，由亲属陪同看病，患者平时认真治疗、按时服药、遵从医嘱，这类患者即使病情复发，血管病变程度也较轻！这些预测均被一一准确验证！

如果说上面介入医生的观察和预测还没有说服力，那我们再来看看一些临床研究结论。

有专家对150名男性患者进行10年随访，研究社会心理和临床因素对冠心病死亡率的影响。专家将150名患者分为三组：高血压组、危险因素组、健康组，随访中有37人死亡，其中20人死于冠心病。死亡者有以下相关因素：年龄大、接受教育程度低、社会阶层低、收缩压高、室性心律失常和心脏增大、社会活动少和自评健康状况差等，经过统计学研究发现有三个共同因素是：社会孤立、较差的自评健康状况和室性心律失常，且社会孤立是死亡率独立预测因子。

还有一项随机、双盲、前瞻性研究，967 例曾发急性心梗患者按独居与否分组，平均随访 2.7 年，结果独居患者再发心梗和死亡比非独居者高 79%！

从上文中提及的两项临床研究结果，可以得出这样的结论：不良情绪，缺乏完善的社会心理支持，冠心病会迅速进展、预后不良！因此，我们不光要严格控制血压、血脂、血糖等传统健康风险，也要将社会心理因素纳入冠心病治疗中。对伴随情绪障碍的冠心病患者，应当给予心理评估和心理援助，这样的治疗才是全面和有效的。

过去一直按照生物医学模式，从动脉硬化、心肌缺血角度去解释冠心病，然而社会心理因素也对冠心病的形成、发展起一定作用，甚至成为独立危险因素。这就需要患者和医生在冠心病诊治时要考虑社会心理因素，也就是要从整体医学模式出发去诊治冠心病。

为何需要强调整体医学模式？整体医学模式的关键因素是人，人有自然属性，也有社会属性，人不能脱离于社会而单独存在。生病的人所处的家庭、社群、阶层，以及宗教、文化、教育、历史、习俗等，包括他们内心的想法、经验、观念、情感、认知、意志，无不影响着他们的情绪、行为，并以心身连接为纽带，

小贴士

社会心理因素如何影响心血管健康

社会心理因素通过自主神经系统、神经内分泌系统、免疫系统等的功能紊乱引发冠心病，还可以通过行为机制影响心血管健康。

（1）情绪低落、性格孤僻、充满敌意的人，常与人相处困难，社会支持低，缺乏关怀和情感支持。

（2）接受教育程度低，健康知识贫乏，养成不健康的生活方式，如高热量、高脂饮食，缺乏运动，会加剧高血压、高血脂、糖尿病、高尿酸血症等健康风险。

（3）心脑血管疾病损害健康，情绪障碍妨碍治疗，治疗依从性低，病情发展快速。

（4）心血管疾病损害健康，损害社会功能，更加影响情绪，妨碍独立生活及就业，形成恶性循环，生活质量螺旋式下降，心血管健康程度加速下降。

通过认知判断、个性特征、应对方式、社会支持，对疾病的产生、发展、转归产生影响，在人们生活方式日益改变的当下，所起的作用将越来越大。

第四部分

心律失常与双心

“60岁开始读”科普教育丛书

情绪心理因素如何影响心律失常

23

生活实例

Life examples

钱婆婆因为阵发性胸闷、心悸、失眠、出汗多，去社区医院看病。医生安排做心电图时发现有房性早搏，医生说钱婆婆有高血压病史，应该是冠心病心肌缺血造成房性早搏，要求去大医院进一步检查。钱婆婆去附近一家三甲医院做了冠脉造影、心超、24 小时心电图，结果发现造影、心超检查都正常，24 小时房性早搏 800 多次，没有冠心病，那钱婆婆房性早搏是什么原因呢？大医院的专家解释说，钱婆婆有点焦虑，焦虑也可以导致心律失常，建议使用倍他乐克治疗。

心律失常是指心跳的频率、节律、起源部位、传导速度与激动秩序发生异常。打个比方，我们把心跳比喻为一个标准的程序化的动作，正常的情况下心跳一个接一个，整齐重复这个动作，这就是正常心律。凡是比标准动作快了、慢了，或者不标准、动作走样甚至完全乱了，就是心律失常了。心律失常种类繁多，大致可分为窦性心律失常（窦性心动过速、窦性心动过缓、窦性心律不齐、窦性停搏）、异位心律（早搏、逸搏、心动过速、扑动或颤动等）、传导阻滞、预激综合征四大类型。

心电图是诊断心律失常的主要方法，24小时动态心电监护（Holter）、床边心电监护、电生理检查，可捕捉到一过性的心律失常，会提高诊断效率和精确度。

过去认为出现心律失常，总是心脏出问题了，年轻人考虑心肌炎，老年人考虑心肌缺血，事实并非如此。心律失常病因复杂，有器质性问题，比如心肌缺血、坏死，心脏结构异常，其影响持续存在；也有功能型问题，即心脏无结构问题，病变可逆，例如药物、炎症、电解质紊乱导致的心律失常；还有暂时无法界定的，我们称为交界性问题，介于二者之间。

具体而言，预激综合征与成长发育有关，传导阻滞、窦性心律失常与心脏生理老化有关，也与炎症、缺血、心脏外因素有关，而异位心律情况最为复杂。

过去常忽略精神心理因素对心律失常的诱发作用。有人喝咖啡、浓茶就有早搏，是因为咖啡、浓茶中的咖啡因有兴奋作用，而焦虑、紧张、恐惧心理诱发早搏，是因为交感神经兴奋，属于可逆性因素。除了早搏，情绪因素与多种心律失常相关，如房颤、房速甚至室速、心搏骤停、尖端扭转型室速等严重危及生命的心律失常，临床上称为“交感电风暴”“迷走神经性晕厥”，这些就不像功能性、可逆性问题这样简单了。

在长期应激之下，交感神经末梢大量增生、重组，与坏死、损伤、缺血、顿抑心肌“重构”，产生电位差、心肌局部微电流，形成兴奋灶，构筑折返通路，既种下“恶果”，又形成生长“土壤”，实质上有微观结构变化，这些有明显危害的“恶性心律失常”发生机制中，精神心理因素无不起着重要催化作用！

据研究，40% ~ 60% 心律失常患者存在不同程度的精神心理问题，如何调节舒缓情绪的影响，非常重要。

为啥一心慌就气短

24

生活实例

Life examples

姜女士做乳腺肿瘤术后半年，刚结束靶向治疗就被新冠病毒感染，及时治疗后好转。可是她总觉得气促不能缓解，监测心率没有低于100次/分的，尤其晚上心慌明显，难入睡、出汗多、胸部隐痛，人消瘦明显。家人不放心，陪着姜女士去医院检查，肺部CT、心肌酶、二聚体等都正常，排除了肺炎、心肌炎等并发症。24小时心电图可见少量房性早搏、室性早搏，平均心率98次/分。呼吸科、心脏科、急诊科、中医科都看了，大家也说不出特别情况，这样拖拖拉拉快一个月，最后找了一位双心专家，经过仔细问诊，专家认为姜女士存在焦虑，按她年龄近63岁，平均心率接近100次/分显然不正

常，给她使用倍他乐克及抗焦虑药物没多久，姜女士出汗、气促好转明显。

老年人一旦有了焦虑，很难自我察觉，反而因为感到心慌、气短、胸闷、胸痛等。如果本人再有高血压、高血脂、糖尿病等，很容易想到会不会有了心脏病？于是自己紧张担心仿佛有了合理性，就会去看心血管内科、急诊科。到了医院，心电图一定会做，就会发现心跳加快甚至窦性心动过速，或许还有 ST-T 波变化。如果医生经验不足，解释不当，或者模棱两可，那么老年人就会因“心律失常”更加紧张。

心跳快不快最容易确定，有明确判断标准。成年人静息心率不超过 100 次 / 分，24 小时平均心率不超过 80 ~ 90 次 / 分，老年人还应更低，24 小时平均心率应该在 67 次 / 分以下。

但是要确定心跳快的原因、有没有问题，就不容易了。心跳快的原因太多了，有生理性的，有病理性的，运动、咖啡、药物甚至发热等都会心跳加快。心肌缺血、心绞痛、肺栓塞、心力衰竭等严重情况，或

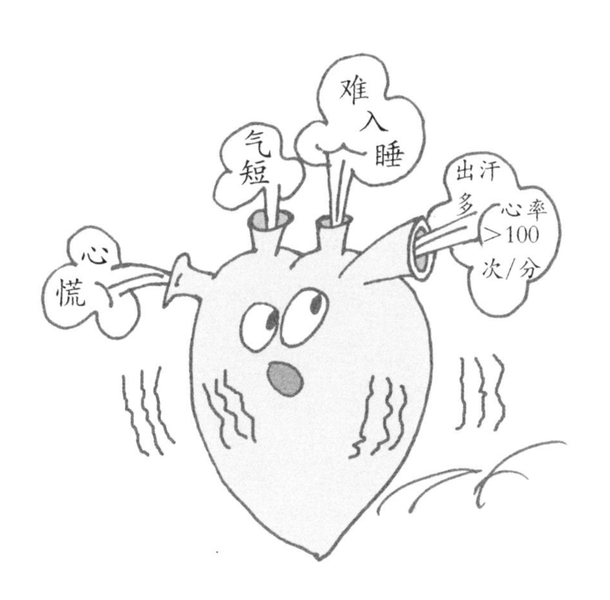

全身性疾病如贫血、休克等，心率也会增加。此外，焦虑恐惧情绪会导致心跳加速，甚至“心惊肉跳、心慌意乱、惊慌失措、大惊失色”。

双心医学一贯主张心脏与情绪关系密切，我们常说心脏是情绪的“效应器”“急先锋”，所谓“急”和“先”，就是快速、领先、强烈，焦虑可以在非常短的时间内快速提升心率，恐惧比焦虑更严重，惊恐之下，往往心率、血压同步飙升。

“急先锋”出发了，“后续部队”也要跟上，这个

“后续部队”就是呼吸。正常情况下心跳、呼吸是有5∶1固定比例关系的，但是心跳上去了，呼吸反应没这么快，心跳呼吸比例变成6∶1、7∶1，人体就会感到氧供跟不上，气促、胸闷不适就会产生。

但如果呼吸反应也挺快，继续保持5∶1关系，那么就产生另外一个问题——换气过度！人呼吸太快就会把体内二氧化碳过多排除，二氧化碳是体内酸性物质主要来源，“酸”少了，“碱”就多了，调节人体酸碱平衡的另外一个脏器就是肾脏，但肾脏调节哪有这么快反应，于是就会“碱中毒”，人就会感头晕、四肢麻木甚至四肢抽搐，我们称为“换气过度综合征”。

这个与生理需要不相符的心动过速和运动导致心跳加速完全不一样。运动心跳加速是因为人体大量耗氧，心肺加速是协调的、恰当的，人的感觉是和谐的、舒畅的，出了汗也是热汗。而紧张情绪所致的心跳加速并不是生理需要，肌肉没运动，氧耗量没上升，心肺不合拍、不协调，导致胸闷、气促，要么过度换气，出汗也是急汗、虚汗，根本没有运动过后的舒畅感觉。

心律失常一定要对症治疗吗

25

生活实例

Life examples

陶老师参加退休教师体检，做心电图发现偶见室性早搏，体检医生建议去医院进一步检查。她来到某三甲医院做了24小时心电图，发现24小时内有室性早搏1 200余次，时呈二联律、三联律，未见多源性、成对、短阵室速等情况。后来为了明确病因还检查了冠脉造影，提示前降支、右冠血管各有30%左右狭窄，心脏超声检查正常。接诊医生了解情况后说，她目前只能算是冠状动脉粥样硬化，至于室性早搏是否与冠脉硬化有关则难以确定。可以先按照冠心病动脉硬化治疗，控制血压（陶老师有高血压10年）、血脂，至于室性早搏可以使用一半剂量倍他乐克缓释片，不一定需要口服抗心律失

常药物，定期随访即可。陶老师走出诊室，拿着处方一路嘀咕，有了室性早搏却不开相应的治疗药物，这能行吗？

心律失常其实很常见，以最常见的早搏为例，很多人都可能有过早搏，包括身体健康的年轻人。再比如发病率居第二的房颤，在我国总体发病率已近 1%，并有快速增加趋势，可见心律失常已是普遍现象了。

既然心律失常干扰了心脏节律，造成心悸等不适，有的还有极大危害，这样而言，心律失常是非治疗不可的。实际上，医生们过去一直这么做，只要发现心律失常，总要设法治疗。很多医生都清楚心律失常的危害，那些猝死案例，常让医生们后怕不已，对于心律失常总是“欲除之而后快”，这种想法也一样传递给了广大患者。

然而，情况并非如此简单。有一项叫作“CAST”临床研究，颠覆了以前观点。这个研究针对心梗后伴室性早搏患者采用各种抗心律失常药物，对照组则仅使用倍他乐克不用抗心律失常药，结果发现抗心律失常组猝死风险为7.7%，而对照组仅为3%，抗心律失常治疗反而带来更大风险。这个结果促使大家思考，为何是这样？对照组使用的是倍他乐克，当初认为倍他乐克可降低心率、传导，对心脏不利，实际上倍他乐克可对抗交感神经兴奋，这就是对照组生存率反而高于抗心律失常组的原因！

因此，根据多项临床研究和经验总结，对于心律失常是否一定要给予对症治疗，不能一刀切简单处理。全面治疗和置之不理都是不合适的，应客观评估、慎重治疗、有的放矢，有所为有所不为。首先应梳理、总结症状，通过心电图、24小时心电图、心电监护、运动负荷试验，必要时行电生理检查，结合心超、冠脉造影、磁共振等检查，进行全面评估，选择合适治疗方案。

小贴士

心律失常的治疗原则

（1）抓住重点：是否治疗应取决于心律失常是否影响心脏泵血功能，有无产生心悸、心慌、气促、黑蒙、晕厥等症状。如无不适症状，完全可以不治疗，定期随访即可。小部分心律失常严重干扰泵血功能，具有突发性、危险性，虽然是少数但是重点！一旦发现，及时、全面应对措施一点不能耽搁！

（2）对因治疗：应明确病因，优先病因治疗，如冠心病导致室性早搏，那么积极改善心肌缺血应是首选。

（3）慎重选择：除了对因治疗外，主要是药物治疗，但药物治疗近年进展不多。内科介入治疗发展迅速，各种新技术不断使用，射频消融术已实现快速（手术时间缩短）、绿色（几乎全程无射线）、精准（计算机辅助定位治疗靶点），胶囊起搏器只有半个花生仁大小，已在临床使用，减轻痛苦、并发症，极大提升了治疗效果。外科治疗适用于严重患者，旨在改善心律失常基础疾病。当然采用何种方法要结合个体情况，综合考虑副作用、承受力，平衡利弊关系。

（4）分层治疗：应根据病情采取不同层级治疗措施，如偶发早搏不治疗，频发早搏先用倍他乐克，不行再用倍他乐克+抗心律失常药；偶发房颤，先用倍他乐克，阵发性房颤改用胺碘酮，房颤超过48小时必须同时抗凝，房颤反复发作考虑射频治疗，这就是分层治疗。

（5）必要的心理治疗。

有了室性早搏，会发展为室速室颤，就随时有危险吗

26

生活实例

Life examples

63 岁的郭先生刚拿到 24 小时动态心电图报告，上面写着：室性早搏总数 12 666 个，占总数 14.5%。有 2 阵室性早搏连发（3 个室性早搏），161 阵室性早搏成对，438 阵室性早搏二联律，122 阵室性早搏三联律，室性早搏最多一个小时 1 087 个。看着这么多室性早搏，郭先生不免有点心慌，手也抖起来，害怕极了：“我会不会猝死呀？”赶紧去找上次给他装支架的张主任。

在诊室里，郭先生着急地问：“张主任好，您看我这怎么办才好，我室性早搏这么多，会不会发室

速室颤啊？”张主任接过报告仔细研究后说：“老郭，您不用紧张，虽然室性早搏不少，但都是单源性的，有 2 阵室速，但频率不快，况且您也没啥晕厥、黑蒙是吧？”

“这个倒没有，就是有一点心悸，但是这么多室性早搏如何是好？”

“我给您分析一下：您有过心梗，属于器质性心脏病不假，但是已经给您疏通血管，主要问题已经解决，心超检查也是正常，因此隐患已经是过去式了。目前冠脉有没有问题就不能保证了。其次，我们可以进行评估，我安排您做一个运动负荷试验，看看情况再决定下一步治疗。”

郭先生当即就去做了运动心肺负荷试验，结果随着运动负荷逐渐递增，原来频发的室性早搏也基本消失了，郭先生也没有胸痛不适，总运动时间 10 分钟！当值医生说，对于一位 63 岁的老人来说，已经不错了。郭先生拿着报告给张主任看，张主任也很高兴：“老郭您看，运动负荷啥意思？就是给您心脏增加负担，看看行不行，结果您通过了严峻考验，说明问题不大嘛！当然我们也不要掉以轻心，该吃药还是要吃。另外，建议您继续开展心脏康复，一定要持之以恒，不要再背心理包袱了！”郭先生连忙说：“好的，谢谢张主任！我两个晚上都没好好睡了，我这一颗心也落了地，谢谢啊！”

郭先生一直担心的心源性猝死是指意料不到的突发性心脏病并很快死亡，不管患者有无心脏病。猝死前一般少有预兆，猝死可发生在医院外，也可在就诊、检查、手术的时候。至于造成猝死的直接原因，翻看一些有完整医疗记录的幸存者病史，可以发现室速、室颤是最直接的心源性猝死原因！

由于较少征兆，因此不管是患者，还是医生，尤其是非心脏科医生，都对心源性猝死感到恐慌，乃至对任何心律失常都高度警惕。只要发现了室性早搏，白内障手术、肠疝气手术不能做了，连无痛胃肠镜检查都不能做了。遇到必须手术时，麻醉科医生也极为担心，大家害怕室性早搏万一变成室速、室颤那可怎么办，看上去风险好大！

这样担心似乎有一定道理，但不全面，更不能作为临床工作指导。室性早搏是最常见的心律失常，室性早搏出现的概率也远多于房性早搏，经常有患者问是室性早搏严重还是房性早搏严重？一般医生

小贴士

如何评估室性早搏有无危险

评估室性早搏有无危险，不能光看室性早搏的数量、性质，更应该从整体角度来评估，盲目恐慌、过度推断不可取。

（1）患者有室性早搏的基础疾病是什么，是否很严重？如存在严重心肌缺血、心肌损伤乃至坏死、严重心衰，或发生缺氧、电解质紊乱、休克等全身性疾病，要提高警惕。

（2）如伴随明显气促、胸闷，或不明原因黑蒙，晕厥伴大小便失禁、四肢抽搐的，要高度警惕。

（3）24小时心电图或心电监护发现有频发室性早搏、成对室性早搏、R ON T室性早搏、短阵室速等，是严重信号，需注意观察。

（4）出现剧烈胸痛、出冷汗，心电图出现室性早搏伴随ST-T段动态变化，要怀疑有心绞痛、心梗发生。

回答室性早搏严重一些，因为心脏泵血功能主要依靠心室，心室责任更大，所示室性早搏要比房性早搏严重，但不能简单把室性早搏作为心脏出问题的标志，须全面衡量。

老伴去世了，她为何房颤发作了

生活实例

Life examples

去年疫情期间笔者坚守在门诊，时不时要去急诊援助。一次在急诊，笔者被一位患者叫住，一看原来是一位老患者老刘的爱人。老俩口经常一起来看病，都是宁波人，一口浓重的宁波口音，因此笔者很熟悉。她此刻正在输液，她哽咽着说老刘 2 周前因为新冠感染去世了！现在她突发心悸，心乱跳，

早上来看急诊，医生说是快房颤！笔者安慰她几句就离开了，当时笔者一直在想她房颤发作可能与老伴突然去世有关。

房颤、房扑是仅次于早搏的最常见心律失常，简单地说，房颤就是窦房结已经失去心脏控制权，心房收缩绝对无规律，失去整体收缩力，全靠心室收缩、舒张从心房"吸入"血液。房扑是有规律的异位节律控制心房，但临床结果和房颤差不多，所以我们重点讨论房颤。

我国老龄化趋势越来越明显，房颤发病率也显著提高：50 ~ 59 岁发病率为 0.5%，65 岁以上为 5%，80 ~ 85 岁为 7.5%，90 岁以上则高达 20% ~ 30%！发病率随年龄递增趋势十分明显。那房颤是什么原因造成的呢？据最新统计，传统的风湿性心脏病、先天性心脏病、甲状腺疾病造成房颤仅占 13%，绝大多数房颤与冠心病、动脉硬化病因趋于一致，如高血压、糖尿病、吸烟、肥胖、不运动、肺部疾病、呼吸睡眠暂停、冠心病心梗、心力衰竭、遗传等，因此房颤也是一种老年慢性疾病。

那么房颤与情绪心理有何关系？老刘爱人作为个案不好说，于是去查了文献，还真找到佐证。如2015年一篇论文专门研究严重心理应激是否诱发房颤。丹麦研究者调查了1995—2014年共计88 612例新发房颤患者，结果有17 478例（占20%）患者经历了配偶去世而出现房颤发作高峰，8～14天风险最高，之后逐渐下降，一年后风险回归到正常范围。耶鲁大学医学院兰博特教授等发现，悲伤、焦虑、愤怒和压力等负面情绪可使房颤风险增加2～5倍，而快乐情绪能降低85%的风险，并且这种影响呈现剂量效应关系，即负面情绪越严重，房颤发生概率越高。最近伦敦医学院有篇研究文章指出，长时期持续工作压力可促使新发房颤风险增加42%！

法国电生理学家库梅尔提出著名的“库梅尔三角”，认为房颤发作与心房存在触发灶（异常电位起源病灶），存在维持基质（房颤传导潜在通路），出现自主神经功能紊乱（促发因素），与三个方面都有关。其中自主神经功能紊乱，无论交感神经过度激活或迷

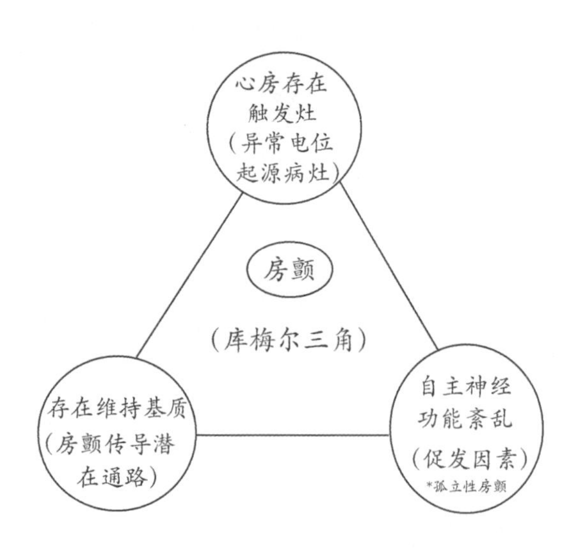

走神经张力过高，都会导致房颤。临床上有一种特殊房颤类型，几乎没有导致房颤的基础因素，房颤呈现阵发性，我们称为“孤立性房颤”，这类房颤发作几乎都有自主神经功能紊乱因素。

因此，老刘爱人突发房颤不是偶然的。不论是短暂的情绪应激，还是持续的慢性压力，情绪导致的自主神经功能紊乱，都会促发房颤。

在今后的房颤发病因素中，应该将社会心理因素考虑进去，在治疗中也应该注意将加强心理疏导作为房颤治疗的一种必要方法。

小贴士

老年人房颤提倡双心治疗

房颤是造成脑梗的第一位病因，是一个非常顽固、反复发作、极易复发、很难治愈的疾病。治疗过程漫长痛苦，医疗负担很重，造成的心理负担也很重，对老年人群危害很大。

鉴于自主神经功能紊乱本身就是房颤风险因素，还有房颤带来的治疗痛苦，老年房颤患者特别需要双心治疗，以舒缓压力，控制焦虑抑郁情绪，提高信心。

建议老年房颤患者应适当运动，可开展太极拳、八段锦、六字诀等传统运动，体力好可采取快步走、广场舞、乒乓球、羽毛球、游泳、骑车等有氧运动。这样可以缓解心理压力，平衡自主神经功能，预防房颤发作。同时，提高心肺功能，防止心房血液瘀滞，降低心衰及血栓风险。

为何不吃抗心律失常药，早搏也能好起来

28

生活实例

Life examples

一位63岁的患者，有轻度高血压，已经七八年了。最近自己感觉非常难受，睡不好，早醒，出汗，手抖，咽喉部不适，胸背痛，心烦，一大堆不适。他几次行Holter检查室性早搏2万多次，吃药难以忍受副作用，去做射频害怕手术风险，左右为难，犹豫不决。

后经别人介绍来看双心门诊。医生查阅病史，发现这位患者虽然室性早搏频发，但很少有成对室性早搏，几乎没有短阵室速。室性早搏也不是多源性的，再进一步交流指出是患者的焦虑症状导致其发生室性早搏。建议患者吃倍他乐克+抗焦虑药，

并打打太极拳调节、舒缓心情。

3个月后复查，早搏少了一大半，患者信心大增，坚持治疗，每天坚持打太极拳，太极拳也越打越好，还得过奖。

随访至今7年多，多次复查Holter，室性早搏一天不超过100次，人的精神面貌与之前大有改观。

不少读者朋友们都知道，我们的心脏受自主神经控制，这种自主神经非常容易受情绪影响，比如紧张时心跳加速、血压上升、脉搏搏动增加，就是我们以前所述的“战斗－逃跑反应”。

有的人对这种影响天生非常敏感，稍有风吹草动，就心跳加速，过于强烈的交感神经兴奋我们称为“交感神经张力过高”。这种情况在早搏、心动过速、房颤等心律失常发生机制中起着重要促发作用。而与之对抗的迷走神经则有降心率、降传导、降血压作用，对于早搏、心动过速则有保护意义。

可见交感神经、迷走神经二者既互相拮抗、也要互相协调，大家都要“有利有节”，达到平衡和谐，这样对心脏才是最有利的，也可以减少相关的心律失常发生。因此，心境良好，情绪稳定，对于某些心律失常的治疗非常重要。

对于早搏治疗，目前治疗主要是服用抗心律失常药，或者行导管射频消融，二者各有利弊。吃药当然方便，代价小，缺点是必须忍受药物副作用，长期吃下去对生活影响不小，医生也无法告诉你药需吃到啥时候。导管射频消融可以达到一次性根治效果，但缺点是有创伤、代价大，存在并发症风险，还有复发可能。很多早搏患者为此难以抉择，需要请医生仔细酌定。

当然，也不是所有心律失常都受精神心理因素的影响，更多的时候精神心理因素是和其他因素混杂一起，促使心律失常发作。早搏患者如果存在焦虑抑郁情绪，就像上文案例中的这位患者，患者应仔细甄别，分析梳理症状，看看哪些与早搏相关，哪些是不良情绪带来。

如果不良情绪严重影响正常生活与治疗，造成心理痛苦不安，就应该进行心理治疗，必要时吃一点稳定情绪的药物，生活状态调整也很重要，说不定改善了不良情绪，早搏治疗也会有效。

小贴士

容易受情绪影响的心律失常

心律失常分类	容易受精神心理因素影响
窦性心律失常	窦性心动过速、窦性心动过缓、窦性停搏
异位节律	房性早搏、室性早搏 短阵房性心动过速、室性心动过速 房扑、房颤 室扑、室颤
传导阻滞	各类房室传导阻滞
其他心律失常	长 QT 综合征、Brugada 综合征、特发性室颤，儿茶酚胺敏感性多形性室速

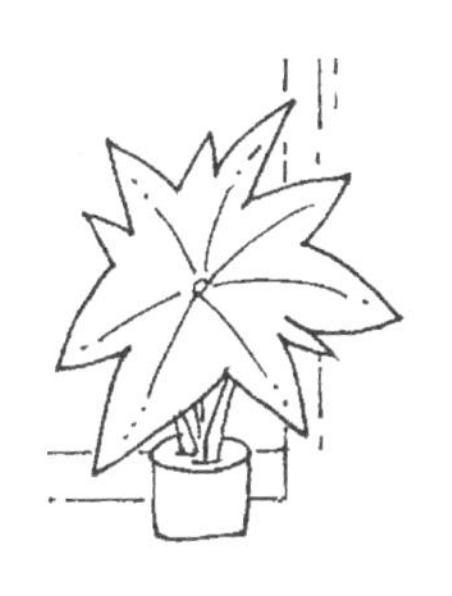

装好了救命的除颤起搏器，为何要拆除

生活实例

Life examples

笔者曾经和几位同行讨论一个棘手案例。一位住院老阿婆突发晕厥，幸亏发生在医院，发现是室速室颤。经紧急救治病情稳定后，与患者及家属协商，为保证安全，给老阿婆安装了埋藏式体内自动转律除颤起搏器（ICD）。没想到出院一个月，老阿婆再来住院，强烈要求拆除起搏器。医生们大吃一惊，忙问为啥？老阿婆说，自从安装了 ICD，多次自动电击放电，每次放电时胸口像震裂开来一样疼痛，让她无法忍受，时时担心下一次电击会发生在什么时候，坐立不安，日夜难眠。她无法再忍受这样的日子，强烈要求医生拆除起搏器。医生左右为难不知怎么办。

在讨论这个案例的过程中，大家非常震撼，议论纷纷。有的说只要家属签字同意，可以拆除起搏器，责任自担；有的坚决不同意这样做，即使家属签字，拆了起搏器，万一家属后悔，也会来找医生麻烦；有的医生从伦理学角度说，患者有知情同意权，现在他不同意继续使用起搏器治疗，医生没有权利阻止；但也有医生说就是按照我国医学伦理法规，如果不把救命的起搏器取走，就是置患者于极端危险境地，就是变相实施“安乐死”！大家你一言我一语，无法取得共识。最后一位老医生提出看法，问主诊医生，老阿婆为何如此“反常”，她的情绪状态如何？

这位老医生是一位擅长运用起搏器治疗的专家，也是一位资深的双心专家，他对患者情绪心理十分关注。经他提醒，这位主诊医生汇报了他所知道的患者情况。老阿婆今年 78 岁，平时性格执拗，做事独断专行，家人都怕她。之前她在家好几次晕倒，最后也是在儿子近乎哀求的情况下来医院看病，结果发生室颤而抢救，幸亏抢救及时，才没有出事。后来商议用起搏器治疗，但因为 ICD 价格昂贵，儿子怕老阿婆不

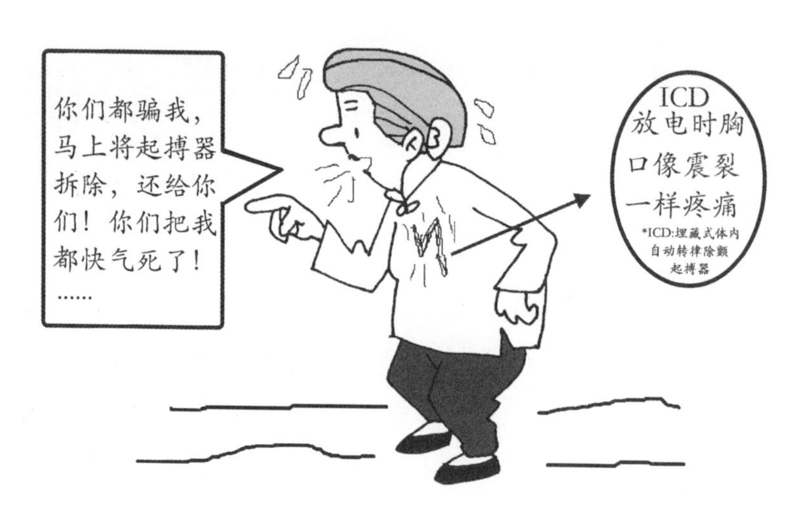

同意，就含糊其词，说她就是心跳慢，医生说必须装起搏器，解决心跳慢，费用都可以报销，老阿婆才勉强同意手术。结果出院回家一看账单，大发雷霆，痛骂其儿子伙同医生欺骗她，吓得其儿子几乎不敢回家。谁知她天天激动生气，诱发室速，ICD 自动启动电击，突然电击让她痛不欲生，更加怒不可遏，于是找到医生，强烈要求拆除起搏器，“退还”给医院。

听完陈述，专家分析老阿婆情绪出问题，处于焦虑愤怒状态，导致交感神经过度激活，诱发室速、室颤，ICD 自动识别后启动放电程序，突然放电让老阿婆毫无准备，疼痛焦躁愤怒，交感神经更兴奋，进入恶性循环，形成“交感电风暴”。于是专家建议暂时稳住老阿婆，马上请外院心理专家会诊，协助治疗。

后来这位医生汇报，经过心理医生心理疏导，结合药物调整，患者情绪逐渐稳定下来，ICD 放电明显减少，老阿婆症状也明显好转，终于同意不提拆除起搏器事情了，这个棘手难题终于圆满解决。

类似案例还真不少，国外有专家借助焦虑和愤怒相关量表评估 42 例植入 ICD 患者，结果发现有愤怒、焦虑、惊恐发作的患者共促发了 107 例次严重室性心律失常和休克，其中有威胁生命的扭转型室速和室颤，比无明显心理因素患者增加 5 倍以上！ 2014 年基肯伯格（Kikkenborg）教授等征集 ICD 植入患者 499 名，使用焦虑抑郁量表、心脏生活质量量表进行评估，结果发现 ICD 植入人群的心理健康和身体健康较差，焦虑、健康状况差、疲劳和低生活质量增加死亡率，其中焦虑是最强烈的死亡风险，是正常情绪者的 4.17 倍！

由此可以说，即使进行了完美手术，如果不注意改善情绪状态，那么临床效果未必理想，心律失常也会反复发作，带来困惑。

小贴士

何谓交感电风暴

交感电风暴又称儿茶酚胺风暴，是患者在应激情况下儿茶酚胺大量分泌，造成心室电活动极度不稳定，24小时内发生2次或2次以上的伴血流动力学不稳定的室速或室颤，常需要电转复和电除颤紧急治疗。由于来势凶猛，如同一场风暴来袭，故称为交感电风暴，是造成猝死的重要原因。预防交感电风暴关键是稳定情绪，减少应激，减少儿茶酚胺分泌。ICD植入不能彻底解决问题，唯有预防发作才是出路。

交感电风暴主要发生于器质性心脏病患者，多数存在全身性疾病。比较特殊的是植入ICD患者3年内发生电风暴比例约占25%。ICD本身就是预防室颤的，一旦起搏器发现有8秒以上室速室颤，会立即启动放电，而此时患者可能还处于清醒状态，突然电击会感到剧痛。由于不可能给予麻醉，这种“活杀”经历让人痛苦不堪，因此ICD植入患者发生焦虑与抑郁达25%~80%，极少数忍受不了的患者会自杀、自残，需严加注意。

第五部分

心力衰竭与双心

患了心力衰竭就没希望了吗

生活实例

Life examples

63 岁的卢女士来自江西，因活动后气促、胸闷去当地就诊。检查发现心房心室扩大，射血分数仅19%（正常＞55%），当地医院无法医治，建议去大医院。来某知名三甲医院就诊后被告知只能心脏移植，否则半年生存期都很危险。别人推荐他们找笔者咨询。笔者接诊之后判定病情不算非常严重，冠脉 CT 见散在斑块、轻到中等程度狭窄，符合扩张型心肌病特点。经与患者协商同意，药物治疗比较现实，处方了最新治疗心衰的药物沙库巴曲缬沙坦片，还告知了如何服药，如何进行容量管理、并发症预防，如何进行运动康复，等等，夫妻二人一一记录下来。此后 2 年定期随访，疫情期间在线问诊，

这样一晃5年过去，其间当然有波折，但都跌跌撞撞度过来了。笔者的总结是：精确的评估，适宜的治疗，乐观的心理，认真地执行，是她生存期较长的原因。心衰患者不到山穷水尽不要灰心丧气，坦然的心态极为重要。

心力衰竭，简称心衰，这种病的特征就是稍微活动就气促、耐力严重下降、呼吸困难，甚至可发生于休息状态，比如夜间睡眠不能平卧，需要高枕位；还有就是面部及下肢水肿、肝脾肿大、出现腹水。患者无法自行活动、进食，被迫长期卧床，容易出现肺炎、褥疮、电解质紊乱等并发症，常大把吃药，反复住院，久治不愈。

心衰不仅是在身体上，也在心理层面造成严重影响。疾病的折磨、治疗的痛苦、对预后的担忧、生活质量的严重下降，导致老年心衰患者伴发焦虑抑郁的比例很高。

那么心衰患者只能消极等待没希望了吗？当然不是。近年来心衰治疗从机制、治疗策略、药物及非药物治疗上都取得进展，关键是准确评估，实行个性化的诊治对策。建议老年心衰患者关注以下几点。

（1）病因查究：心衰的病因很多，有先天性心脏病、风湿性心脏病、老年性瓣膜问题、冠心病等，也有扩张型心肌病、心脏淀粉样变性、抗癌药物致心肌病、快速心律失常致心肌病等较少见病因，明确病因再关注后续治疗方案。

（2）病情评估：心衰到了何种程度，以前按患者活动耐力自我描述来分级，称为纽约心功能分级，比较粗略。现在有更精准的分级，只有精确评估、分层施治，才能取得更好效果。

（3）规范心力衰竭管理：心力衰竭其实是一种全身性的临床综合征，不是单一疾病，不仅需治疗原发病，还涉及心衰诱发因素、心律失常、循环容量管理，以及并发症预防。既不能疏忽大意，也不能过度医疗，还要结合老年人特点，要考虑多方因素。

（4）康复治疗：只要度过了病情危重阶段，都应开展心脏康复治疗。现有大量临床证据证实，心脏康复的效果比药物治疗、心脏再同步化治疗（CRT）都好。心脏康复可刺激新生血管、降低血黏度、改善心肌重构、逆转动脉斑块、预防并发症、提升心肺功能，既能阻止原有病情发展，也能预防新问题产生，是以时间换空间，取得病情逆转。

（5）心理治疗：如果心衰患者合并焦虑抑郁，可以通过交感神经激活、免疫功能紊乱等机制加重心衰。同时，不良情绪也会降低医疗依从性、降低生活质量、阻碍康复进程，是雪上加霜！因此，适时开展心理治疗，可极大改变精神面貌，重振治疗信心！

小贴士

心力衰竭治疗新进展

现将多种心衰病情评估与心衰治疗的新药物、新方法给大家做个汇总（见下页表格），心衰虽然难治，但是总还有办法。

总之，我们需要综合治疗、分层治疗，重点推荐康复治疗、双心治疗，老年心衰患者也应抱有信心！

已经用于临床的心衰治疗新方法

药物治疗	（1）沙库巴曲缬沙坦（诺欣妥）：具有扩张血管、降低血压、促进尿钠排泄等作用，治疗心衰疗效确切、安全性良好，已获国家指南推荐。可降低成年人慢性心衰患者的心血管死亡和心衰住院风险，适用于收缩压＞95mmHg 的各类心衰 （2）托伐普坦（苏麦卡）：适用于伴有低钠血症的顽固性心衰 （3）达格列净、恩格列净：通过抑制肾脏葡萄糖重吸收并产生利尿作用，可用于不限于糖尿病导致的各类心衰 （4）非奈利酮：一种新型的盐皮质激素拮抗剂，类似传统抗心衰药物醛固酮，但作用更强大，副作用更少，可以降低心衰和房颤发生率 （5）冻干重组人脑利钠肽（新活素）：可用于各类心衰，尤其是急性心衰 （6）左西孟旦：钙离子增敏剂，是一种强心药，可用于急性心衰抢救
介入治疗	（1）心脏再同步化治疗（CRT）：适用于射血分数≤ 35%，并伴有完全性左束支阻滞的心衰患者 （2）左室心肌收缩调节装置（CCM）：适用于 QRS 增宽（≥ 130 毫秒或更长）的严重心衰，可增强心肌收缩力

（续表）

介入治疗	（3）左心室辅助装置（PVAD）：适用于急性心衰、心源性休克抢救 （4）新型机械循环辅助装置（MCS）：较以前主动脉内球囊反搏装置创伤小，效果更好 （5）人工体外膜肺氧合器（人工肺，ECMO）：用于心肺功能衰竭抢救 （6）经导管主动脉瓣置换术（TAVI）：适用于伴严重主动脉瓣狭窄或关闭不全心衰患者 （7）经导管二尖瓣修复术（TMVr）和经导管二尖瓣置换术（TMVR）：适用于二尖瓣关闭不全、二尖瓣脱垂的严重心衰 （8）植入型复律除颤起搏器（ICD）：适用于有室速室颤史的心衰幸存者，预防猝死
其他治疗	（1）心衰超滤治疗：适用于明显容量超负荷的心衰患者 （2）无创呼吸机：改善氧供，主要用于急性心衰抢救 （3）运动康复治疗：以有氧运动结合抗阻训练，可提高心肺功能，降低并发症。运动康复并不限于冠心病、心梗患者，凡血流动力学稳定的心衰患者均可参加，卧床患者可采用床上运动。参加运动康复前应做运动安全性评估，制定个性化的运动处方并严格随访

谈谈老年虚弱与心力衰竭

31

生活实例

Life examples

黄阿婆今年62岁，有冠心病、房颤病史多年。去年因为活动后气促，去医院检查发现有心脏血管中度以上狭窄，左心房、左心室稍扩大，射血分数52%，医生诊断是“射血分数保留性心衰”。一年来黄阿婆严格按照医嘱治疗，每天按时吃阿司匹林、他汀类、利伐沙班、利尿剂等药物，还严格控制饮食，几乎不吃荤菜、鸡蛋，天天吃素，常感乏力而不愿外出运动。最近数月来，黄阿婆感到气促越来越明显，伴头晕、乏力，家务活不能做了，走路也困难。子女送她去医院一查，心脏情况还是老样子，化验发现黄阿婆有严重贫血，血色素只有6.6g/dL，正常情况应＞11g/dL，家人们都大吃一惊。原来不

是心衰加重了，而是过度饮食控制造成的营养不良性贫血所致。

老年心衰患者常由于过度节食、活动减少、过度治疗，出现营养不良、骨质疏松，心肺功能下降，消瘦乏力，全身肌肉减少，走不动、站不住，手无缚鸡之力，似乎风能吹倒，十分虚弱。仔细分析，这些情况并非都与心衰相关，也并非一种具体病症，也不能完全用衰老来解释，我们称为“虚弱综合征”。

那什么是“虚弱综合征”呢？老年人因生理储备下降而出现抗应激能力减退，是一种非特异性状态，涉及多系统变化，包括神经衰弱、心肺及活动能力下降、代谢及免疫功能低下。这种状态和原有基础疾病混杂交错，疾病缠身，反复住院，增加了死亡、失能、谵妄及跌倒等负性事件的风险。

虚弱不是一种病，是一种介入健康和疾病的中间状态，反映老年人较长期的健康状况，常与许多慢性病相伴而生，虚弱的出现影响原有疾病的治疗和康复。

虚弱是如何造成的呢？原因复杂，大致与以下这些因素有关：营养不良，不运动，肌肉减少性肌无力，重大生活事件打击，情绪障碍，长期失眠，不良生活方式，患有多种慢性病，过度医疗，影响了心脏、肌肉、骨骼、大脑、内分泌、血液等重要脏器或系统功能。上例中黄阿婆就是因为心衰而不运动，再加上过度节食而营养不良，最终造成贫血、虚弱。

为何要重视老年心衰患者合并“虚弱综合征”？一是二者非常容易混淆，二是老年心衰患者一旦合并虚弱，失能和死亡风险显著增高。

老年心衰患者一般均长期使用利尿剂等多种药物，发生不良事件（低血压、电解质紊乱、跌倒、继发感染、心律失常等）的风险高，衰弱的老人好比“纸糊的船”，外面看起来似乎没有什么问题，但经受各种应激（如肺部感染、手术、跌倒、急性病）的能力很差，一点点风吹草动即可推倒第一张多米诺骨牌，产生一系列不良事件，必须严加重视和注意。

小贴士

如何判断有无老年虚弱

判断有无老年虚弱，除了临床观察，我们还可采用多种虚弱量表来评估。如老年人综合评估量表（CGA）、埃德蒙衰弱量表（EFS）、虚弱指数模型（FI）等，下面介绍一项虚弱筛查量表，简便实用。

评分0～5分：回答“否”得0分，“是”得1分。结果：0分，强壮；1～3分，衰弱前期；4～5分，虚弱。

虚弱筛查量表

疲劳度	您上周经常感到疲劳吗	是 / 否
运动难易度	您上一层楼梯困难吗	是 / 否
有氧运动量	您行走一个街区（500米）距离困难吗	是 / 否
患病种类	您患有五种以上的疾病吗	是 / 否
体重下降度	您最近一年内体重下降超过5%了吗	是 / 否

抑郁与心力衰竭为何总是相伴而生

32

生活实例

Life examples

江先生有慢性肾病多年，因心梗发作采取保守治疗后开始有胸闷、气促、下肢水肿等心衰症状，后因疝气嵌顿不得不进行紧急外科手术。术后发生肺部感染，诱发急性左心衰，在外科重症监护室抢救一个月，才转到普通病房。经此磨难，肾功能进一步恶化。本来还想着冒一次风险（造影剂会影响肾功能）做一次心脏血管造影，想把心脏问题彻底解决，现在恐怕没有机会了。由于过度担忧，江先生出现严重失眠，伴头晕、乏力、出虚汗、气短、胸闷，还有坐立不安、烦躁、发脾气、不耐心，经常发脾气，出现了较为严重的抑郁症状。家人担心不已，不知道以后怎么办，赶紧到医院门诊来咨询。

笔者初步了解情况后说："老先生有胸闷、气促我理解，但是有很多症状也不能用心衰来解释啊！下次您把他带来，我来仔细问问。"结果第二天他们就来了，经过仔细询问，笔者确信江先生已经是中度抑郁了，怪不得要失眠、乏力、出虚汗、易激惹。经过耐心解释，老夫妻二人恍然大悟，频频点头，江先生说："医生，您说出了我的心里话，那我怎么办啊？"

"现在您需要双心治疗，一方面我会选择一种新药来帮助您控制心衰，也不会影响肾脏功能，同时您可能暂时需要服用抗抑郁药来帮助您渡过难关。"

有慢性肾病多年，突发心梗，保守治疗后出现胸闷、气促、下肢水肿等心衰症状……
严重失眠，伴头晕、乏力、出虚汗、气短，坐立不安……
外科手术诱发急性左心衰，肾功能进一步恶化……
烦躁、发脾气、没耐心、易激惹，出现较为严重的抑郁症状

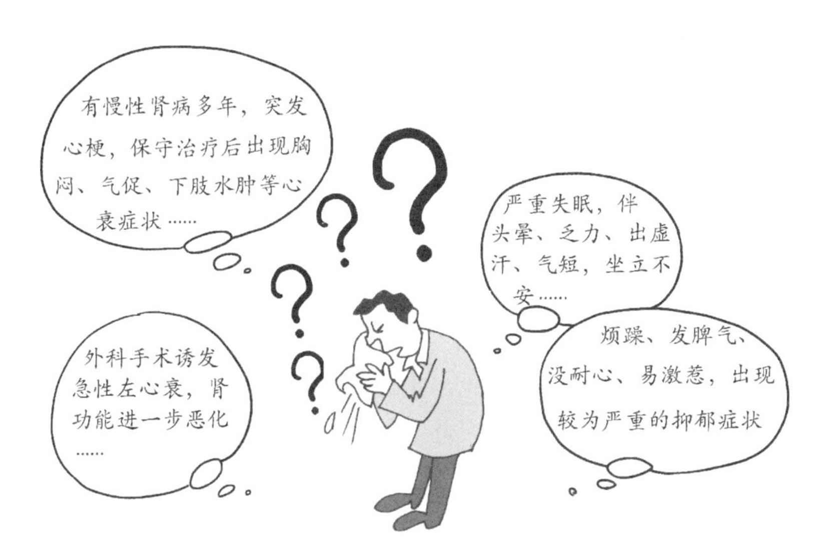

"好的，医生，听您的！"

经过数月随访，患者抑郁症状基本消失，情绪好转。老夫妻来看病，有说有笑，心衰症状一直稳定，下肢水肿再没有发生。

目前国内心力衰竭发病率为 1% ~ 2%，高龄老人心衰比例更是数倍上升；抑郁发病率是 5% ~ 8%，尤其是有各种慢性病的老年人！心衰是各种心脏疾病的严重阶段，很多老年人都很惧怕会走到这一步。因此，总是千方百计要避免，但是这种担忧如果不控制，时间一久，就会形成情绪障碍，导致焦虑抑郁。据研究发现，心衰合并抑郁发病率超过 20%，是普通人群的 5 倍！如把抑郁与病情进行分层研究可以发现，随着心衰病情逐渐严重，抑郁比例也越来越高，呈现阶梯式递增，纽约心功能Ⅳ级心衰患者抑郁发病率为Ⅰ级的 4 倍！

不仅心衰越严重，抑郁比例越高，反过来抑郁越严重，心衰病情越严重。研究表明，心衰患者中严重抑郁者比轻度抑郁者有更严重的水肿、糖尿病、高尿酸血症、营养不良和低胆固醇血症，射血分数 <30%

的重度心衰比例也更高。这其中老年人低胆固醇血症也与死亡风险直接相关，抑郁还增加了心衰患者反复住院次数及相关医疗费支出。

总之，老年心衰患者如果伴有抑郁，二者症状混淆一起，不仅将给诊治带来困惑，还会恶化病情，增加治疗难度和医疗负担。因此，老年心衰患者不仅要精心治疗心衰，也要关注情绪心理，病情越重越要注意维护心理健康。

治疗心力衰竭如何有所为

生活实例
Life examples

一位60岁患糖尿病多年的患者，因为胸闷、气促、水肿、泡沫尿而入院，查肾功能发现肌酐明显升高，大量蛋白尿，心超见左心室扩大，诊断为糖尿病肾病、糖尿病心肌病、心衰。住院医师建议立即冠脉造影明确诊断，被主任医师否决。原因是患者肾功能极差，此时做造影，造影剂影响肾功能，很可能发生急性肾衰竭，风险极大。那怎么办呢？主任医师建议，先控制心衰、改善蛋白尿，采用同位素心肌灌注显影了解心肌缺血情况，待情况稳定之后再总体评估，看是否可以做造影检查。

无论何种心脏病一旦发展到心衰，就是病入晚期，生命进入倒计时。但这并不是就没希望了，还是可以有所作为，以尽量延长倒计时，并且维持一定质量的日常生活。事实也证明，尽管心衰发病率还在增长，但心衰长期生存率也在不断提高，这得益于我们治疗心衰的理念、方法、技术不断在进步，大家还是应该抱有信心。

心衰患者应避免以下三种情况。第一种情况是不遵医嘱、不做好自我防护，不改变不良生活习惯，治疗马虎、随意停药，病情严重才找医生。第二种情况是丧失信心、整天愁眉不展、日夜不眠，陷入焦虑抑郁泥潭，根本无法进行有效治疗。第三种情况就是求治心切，过度医疗，反而带来严重后果。

实际上，老年心衰患者是心脏器质性病变晚期，往往不可能完全恢复，此时的治疗目的不是去复原心脏，而是去改善症状，改善预后。就是说要找出治疗关键点，要有所为有所不为，不可面面俱到。

因此，正确的方法是医患携手，紧密配合，树立信心，既要治疗导致心衰的原发疾病，也要积极控制心衰症状，更要积极投入康复治疗。要梳理病情，找出关键，化被动为主动，从困境中争取一切康复机会。如积极参加心脏康复，通过落实药物、运动、营养、心理、戒烟限酒五大处方，阻断病情进展。

几年前由美国政府资助的一项国际临床研究引起轰动，这项研究叫“心肌缺血（ISCHEMIA）”研究，是临床对比研究早期支架植入治疗和药物优化治疗对中重度稳定型冠心病改善预后哪个更好，随访 3.3 年，结果二者并无差异。也就是说，对于病情相对平稳的老年人来说，优化药物治疗同样很重要，同样有效！

小贴士

老年心衰患者在治疗时的注意事项

（1）要参与心衰容量管理、体重监测、膳食管理，补液速度、总量要控制。体重增加 2.5 千克以上、出现身体水肿要警惕，不能吃得太咸，但又不能限盐太过头。营养要均衡，这些事情细水长流，但不可忽视。

（2）要注意观察自己心率、血压波动幅度，过快心率、不规则心律、血压急剧波动，或呼吸困难、身体水肿，都要引起注意，不要拖延，及时就诊。

（3）既要维持一定运动量，也不能运动过度，要量力而行。最佳方案是根据心脏康复评估比如六分钟步行试验结果制定运动处方，结合有氧运动、抗阻运动、呼吸训练，来提高心肺功能，锻炼下肢力量。一般心衰患者锻炼以最高运动能力的 50% 为宜，或者基础心率增加 20 ~ 30 次 / 分为宜。

（4）要注意预防感冒受凉、胃肠炎，任何有创医疗都要进行全面评估。

（5）避免情绪激动，要保证充足睡眠，保持心平气和、不急不躁的良好心态。

老年心衰患者尤其要保持一种平和心态，防止自己被不良情绪控制，丧失治疗信心。也不要因心绪混乱、求治心切，不分主次，盲目接受对自己并不适宜的治疗，结果有可能并不理想！

落实心脏康复很重要

生活实例

Life examples

一位60岁女患者，算得上心内科的老患者了，曾接受多位专家教授诊治。因为冠心病三支病变、糖尿病，先后在不同医院装过三次冠脉支架、一次冠脉搭桥手术，但病情并未得到控制。患者还是稍微活动就胸痛、气喘，先后使用多种中西医药物都不见效，患者很着急、担心。于是专家们就介绍患

者来看笔者的门诊，希望帮助舒缓患者情绪。

笔者详细了解患者病情及情绪状态，感觉她情绪状态还是可以的，的确比较焦虑，但实属事出有因，可以理解。换位思考，患者实际已被告知血管病变严重、心功能很差，根本无法承受任何新的手术治疗，而药物治疗也换了一圈，不就是无药可医了吗？怎能不焦虑呢？

这可是一个棘手案例，沉思片刻，笔者和患者说，办法是有的，但不是一蹴而就，只能用时间换空间。笔者解释道：“您现在主要是部分血管严重阻塞，造成血流缓慢、心肌供血不足，就好比一棵大树根系受损，部分枝条枯萎，但好在主干部分尚好，部分根系尚存，只要假以时日，精心浇灌养护，说不定会萌发新的根系，枯木逢春也不一定哦！我可以给您开一点促进微循环的药物，但建议您去做心脏康复，通过运动刺激血管新生，形成侧支循环！因为人的血管有再生能力，说不定这样就可以缓解症状。现在只有这个办法，需要您配合，需要您有毅力坚持下去。”在笔者的鼓励下，患者同意去参加心脏康复。

于是笔者帮患者联系了附近一家专业康复医院，与心脏康复科主任交代了病情。接手这么严重的患者，康复科的医生们也很紧张，一开始都不敢让患者参加运动，不敢加负荷。好在医患同心携手，互相鼓励，慢慢摸索，逐渐增加运动量，效果终于显现。于是患者天天冒着酷暑坚持下去，坚持了整整一个夏天。到了这年秋天，患者特地来告诉笔者近况："我情况好多了，现在每天晚上出去散步，胸口不痛了，呼吸也不急促了，以前给我看病的不是院长就是科主任、教授，想不到还是心脏康复救了我！谢谢您！"

大家知道，心血管疾病出路是预防，那么已经得了冠心病，甚至有了心衰怎么办？虽然治疗方法、水平不断进步，可是面对庞大的心血管患病群体，我们面临的总体状况是：患者越治越多，越治越重，越治越年轻，值得我们深思！

出路在哪里？心脏康复就是一条出路，我们来看看大型临床研究给我们的启示。HF-ACTION 研究是全球首个纳入病例数最多、随机、对照的有关心衰患者进行运动康复的研究，共纳入2 331例射血分数< 35%的重度心衰患者。其中，40%患者植入ICD，18%患者植入双室起搏器，随访30个月，结果显示运动康复降低全因死亡风险11%，降低心血管死亡风险15%；运动康复对稳定性心衰患者是安全的，与对照组相比没有增加不良事件。这个研究还显示中等量运动量效果最好，获益最大。

做介入工作的医生都知道，不少冠心病患者大血管阻塞了但能存活下来，就是因为有新生血管形成侧支循环，解决了部分心肌血供，他们称为"自身搭桥"。现代研究表明，心脏血管具有再生能力，只要为其创造条件促进其再生，就能在血管阻塞后形成侧支循环，或原有血管增粗扩张进行代偿。而心脏运动康复就是最安全、最有效、最全面的刺激心脏血管新生或代偿的方法。研究证明，运动康复作为一种治疗方法，效果好过药物治疗、心脏同步化治疗、心衰无创呼吸机治疗，因此获得越来越多专家认可。

老年心衰患者完全可以通过心脏康复改善病情，但是参加心脏康复，无论居家还是在医院，都要先做

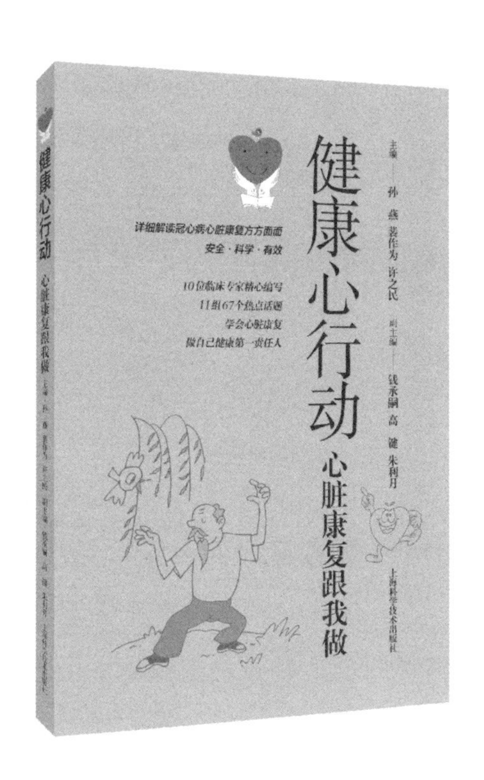

康复评估，不经过评估不能参加康复！其次，危重患者一定要在有专业资质的医院或心脏康复中心，在医生的指导和监护下开展心脏运动康复，病情稳定了以后，方可在社区医院或居家康复。读者朋友们可参考笔者参与编写的《健康心行动——心脏康复跟我做》（上海科学技术出版社 2023 年 4 月出版）这本书，科学进行心脏康复。

对于心衰患者合并抑郁焦虑，我们应秉持双心治疗的观念，为患者解除忧愁最好的办法就是缓解其症状，提高其生活质量，这也是一种“心理治疗”。双心治疗两手都要“硬”，都要到位、尽心。心衰患者也要鼓起信心，不急不躁，积极参与心脏康复，相信一定会带来获益。

小贴士

老年心衰患者如何参加心脏康复

心衰患者参加心脏康复一定要循序渐进，不可冒进，要从零负荷开始，视情况逐渐增加运动量。

如何知道自己的最大运动当量，最准确方法是做运动负荷试验。也可以采用六分钟步行试验（6MWT）来估测，就是测试患者在六分钟内尽力行走的最大距离，作为国际公认的评价心肺功能的指标，比经典运动负荷试验更简便、安全，更能反映老年及心衰患者日常的活动量。

需要注意的是，即使是六分钟步行试验，无论心衰严重与否，都应在医院内、在医护人员监护下进行。

加强社会心理支持，关爱心衰老人

35

生活实例

Life examples

美国专家曾对292名超过65岁的老年心衰患者进行随访，发现缺乏情绪支持者，比起有情感支持的对照组，其致死性和非致死性心血管事件1年风险增加3.2倍，尤其是女性。这个结果与年龄、病情严重程度、共病与否等因素无关。

当一个人遇到困境时候，能给予或提供支持、帮助的力量称为支持系统。这种支持可分为社会支持与心理支持，统称“社会心理支持系统”。这是因为一个人要生存下去，需要健康身体，这是人的自然属性要求，但这远远不够，还需要与社会环境相融洽。一个人不能想干什么就干什么，也不能不依靠别人帮助，这是人的社会属性的要求。

人的社会属性决定了人必须接受外界帮助、支持。这种支持帮助可以是有形的，如完整的社会结构和保障制度；也可以是无形的，如来自别人的情感支持、心灵交流、心理帮助，以及根植于内心的社会价值观。当一个人遭遇困难、产生心理危机时候，如有完整的社会心理支持系统，就会给予极大帮助，帮助其渡过难关。

而现实生活中很多人的社会心理支持系统是不完整的、缺失的，比如缺乏陪伴的空巢老人，比如缺乏经济保障的慢性病患者，比如缺乏亲情抚慰的生活失意者。这些人成为社会的弱势群体，一旦遭遇重大疾病打击，往往就会一蹶不振，缺乏康复的能力。客观评估考察每个人的社会心理支持系统，并尽力弥补其不足，对患者的疾病康复一定会带来益处。

老年心衰患者会丧失或部分丧失生活自理能力，特别需要别人照护。但这种照护除了生活起居方面，更要有情感支持。心衰作为一种严重疾病，本身就是一种心理打击，家人要注意识别、及时疏导患者不良情绪，不让其陷入情感孤苦无援之中，否则加重心衰病情甚至促进死亡。给予心衰患者心理支持，不仅是文明社会的伦理要求，也可以作为治疗的重要一环。

心衰治疗要考虑到社会心理层面。心衰患者的照护不光是端茶送水，还需要心理疏导、心理治疗、心理支持，这有利于心衰治疗，阻止病情发展，提高生活质量和社会参与度。心衰患者伴随的情绪心理问题，有源于患者本身的性格与情绪，有来之于应激事件、社会环境因素，包括一些现实问题。让这些老人活着有尊严，这不仅是家属、医护人员的职责所在，也需要社会各界支持。

社会各界如何支持？一是完善社会保障制度、合理托底的医保制度；二是建设并完善公益、合格的医疗和康复机构；三是学习国外志愿者机制，让热心健康事业的公益人士，作为医疗志愿者、志愿机构或社工，帮助医护人员和家属，为广大老年患病人群服务。

小贴士

社会心理支持系统包括哪些

社会支持	社会结构	婚姻、家庭、族群、社团、阶层
	保障制度	经济地位、稳定收入、物质援助、劳务帮助、法律保障、医疗保障、公益机构
心理支持	情感支持	亲情陪伴、情感交流、心理援助、心理抚慰、心理咨询
	文化信仰	政治信仰、文化修养、道德约束、宗教信仰、民风民俗

第六部分

双心自我疗愈

抛弃病耻感，主动寻求帮助

36

{ 生活实例 }
Life examples

黄女士是退休大学教师，她因为新冠感染康复后多次发作心慌、心悸、憋气、出汗、头晕、胸痛不适，做了动态心电图、血管造影、血管内超声等，查出的都是一些小问题，各种药物治疗都不起效，渐渐出现不能下床、乏力、消瘦、失眠等。这次是第三次住院，医生请来心理科医生会诊。考虑黄女士有抑郁，处方了抗抑郁药物，结果发下来的药物被黄女士爱人发现。他是本院退休的外科主任，他找到主治医师大发雷霆说："我们二人脑子不糊涂，我们家庭和睦，孩子争气，哪里来的抑郁，你们不能乱用药！"大家面面相觑，不敢作声。

病耻感是指因患病而产生的自卑、孤独和羞耻情绪，尤其是有精神心理障碍的心脏病患者，怕被别人说有心理精神问题，怕被人耻笑，不敢承认、竭力否认某些疾病带来的不适或困惑。患者情绪压抑，时时感到自卑、孤独和无助，给治疗、康复带来负面影响。

病耻感不仅是患者，也是患者家人共同面临的问题。许多老年人，情愿述说生理上的种种不适，却羞于谈论情绪心理症状，觉得自己心理上生着病就是一种“耻辱”，无法对外界言说。他们宁愿选择神经衰弱，而不愿意选用抑郁这个名称，甚至会发生通过躯体痛苦来代替心理痛苦进行表达的现象，成为一种特殊的精神问题反应方式：承认自己身体不适，但否认与任何心理或情绪相关。

心血管内科就诊患者的精神心理问题临床处理跨度大，从普通人的患病反应，到患病行为异常及适应障碍，从慢性神经症患者的特殊应对方式，到药物副作用造成的精神症状以及心血管疾病严重时出现的脑病表现，很难用一个模式应对所有情况。因为第一线接触患者的是心血管内科医师，而很多患者因为病耻感会拒绝转诊至精神科。同时，心血管疾病是致命性疾病，而心血管科患者存在的精神心理问题通常是亚临床或轻中度焦虑抑郁，没有达到精神疾病的诊断标准。相对而言，这部分患者由心血管内科医师处理更安全、方便。

那到底如何克服病耻感呢？

第一步，患者保持良好的心态，接受自己患病的事实，耐心听医生解读病情，敞开心扉说出顾虑，与医生或家人积极互动。老年朋友们进入老年阶段，各种疾病相伴而来，要用乐观的态度面对挑战，客观理性看待疾病。偶尔也要向年龄低个头，服个软，跟儿女撒个娇，争取他们更多地陪伴，这就是幸福。

第二步，患者要换位思考，积极接受治疗，这是克服病耻感的关键步骤。医生或家人不要急于求成，不用命令式态度，而是协商好治疗方案，安排好按时服药、定期复诊，遵守医生的建议和指导。医生在治疗的过程中畅通与患者或其家人的沟通渠道，做好隐私保护。

第三步，家人要积极构建心理支持系统，发动亲朋好友前来探望、安慰和鼓励患者，让患者树立积极治疗的心态。

第四步，患者要积极找回生活的乐趣和动力，积极回归社会，重建健康生活方式，那么病耻感将迎刃而解。

总之，应对病耻感需要全社会动员，消除社会文化中污名化现象，帮助个体打破沮丧感和不安全感，帮助其重新寻找自信，是减轻病耻感的有效措施。

小贴士

老年人的健康心态

双心医学专家推荐，老年朋友要积极拥抱生活，适度参与社会活动，积极保持如下健康心态：

性格和善，心智正常。

认知正确，情感适当。

意志合理，态度积极。

行为恰当，适应良好。

顺势而为，不急不躁。

不争长短，宽容大度。

顺应自然，颐养天年。

寻找发现不合理认知，纠正错误观念

37

生活实例

Life examples

蒋先生是一名高血压患者，最近有点烦。他退休前就有焦虑发作，医嘱服用倍他乐克加抗焦虑药物，治疗1年多自觉好转停药。

近半年来新冠感染康复后，蒋先生出现失眠、心悸、气短，心率增快，遂口服倍他乐克缓释片。进入盛夏季节，他自测血压低，就不敢再服用倍他乐克了，可是心率马上上升。他想起电台专家曾说，老年冠心病患者心率不能太快，否则增加死亡率；血压不能过低，否则可能要中风。可是现在，用了倍他乐克血压低要中风，不用又会心跳增快，那怎么办?

左思右想、夜不能寐，不得不来医院求医生给一个万全之策。

蒋先生其实首先需要开导，以改变不合理想法。他把心率、血压的自然变动绝对化了，夸大了风险。诚然冠心病患者有心率管理之说，但不是心率一快必然出事。他原本服用倍他乐克情况稳定，可是天热、出汗多，他本来就瘦，血压自然就低。他每天吃的倍他乐克剂量很小，一直吃着，血压并不会一直往下降，引发中风显然多虑了。其实，他是自设圈套自己往里面钻。

其次，他为何执拗于此，左右互搏、苦恼不堪？显然是源于不合理认知所致，更因他其实存在焦虑。正是焦虑情绪让他有了不安全感，把摆脱不安感的希望寄托在所谓万全之策上。万全之策如有，就是希望他重新服用抗焦虑药物，并展开认知行为治疗。

认知行为疗法是一种结构化、有时间限制、以问题为中心，将认知与行为相结合的有效心理治疗形式。主要是通过改变思维、信念或行为的方法来改变不良认知，认识自己内心冲突，纠正错误观念，释放自我，学会面对现实，增大心理自由度，不强迫自己达到完美无缺。

研究显示，认知行为治疗可给双心患者的心理症状带来改善：增强其对自身行为、情绪、内脏生理活动的自控力，淡化敌对性情绪，缓解心身紧张状态。

小贴士

如何开展认知行为治疗

（1）帮助患者摒弃负性自动思维，纠正错误认知，树立对自身疾病的正确认知，提出积极想法，改变回避行为，消除不良情绪，提高治疗的依从性及积极性。

（2）帮助患者建立求助动机，袒露内心想法，从而顺势给予修正。

具体操作是建立良好医患关系，医生先表明：

1）对患者体验到症状的痛苦、认为自己有严重身体疾病的信念完全接受，表达关心；

2）鼓励患者说出自己的观点和论据，然后一起审视，提出可能的替代性解释；

3）同患者讨论对健康的焦虑与躯体症状的联系；

4）盘诘和检验患者的胁迫性负性信念。

药物治疗 + 心理调适，两种治疗一起来

38

生活实例

Life examples

老邓书记今年4月份退休了，也不用上班时那么忙了。但是乍一闲下来也有些失落，慢慢地就感觉心脏不舒服，经常心慌心悸。到医院一查患上心脏病了，好在发现得早，病情较轻。门诊的陈医生耐心地给他做了各项检查并开了治疗心脏病的药，还给他开了抗抑郁的氟西汀（百忧解），为他联系心理科医生随访，报名参加心理科组织的患教活动。老邓有些犯迷糊，治疗心脏病为啥还要用看心理门诊和听课呢？

临床实践表明，双心患者若有明显的、无法用心

脏疾病来解释的躯体症状，评估有中度以上抑郁或焦虑，就应考虑使用抗焦虑抑郁药物，必要时可视情况转介临床心理科继续治疗。如进行药物治疗应注意以下四点。①采用从最低有效剂量逐渐递增的方式，使不良反应发生率降到最低，尤其是老年人。要与医生及时沟通，弄清楚药物的性质、作用、可能的不良反应、是否与心脏病药物有冲突，以增加用药安全。②抗焦虑抑郁药物如足量治疗 6 ～ 8 周无效，应请医生重新评估病情，考虑换药。③治疗持续 3 个月以上，症状完全缓解 1 个月，可考虑请医生酌减药量。具体疗程应根据病情、后续康复措施和药物特性而定，以减少复发。④建议每隔 2 ～ 4 周复诊随访一次，随访内容包括治疗效果、药物副作用、是否加药或停药等，并请医生关注 QT 间期情况。

双心患者如能同时进行心理治疗，包括及时、持续的心理健康教育和心身康复治疗，效果会锦上添花。老年冠心病患者常存在对负性事件及病情的绝对化、片面的解读，往往有大量主诉、反复就医，常会感到自己的病症得不到医护人员的重视和家人的理解，心理痛苦水平较高。对他们应及时进行心理疏导，以消除恐惧、顾虑，恢复治疗信心。患者的亲朋好友也要支持鼓励患者维持良好的情绪体验及平衡心态，重建健康的生活节奏，为康复创造有利条件。

医生或家人要动员患者参加心理康复治疗，可帮助患者降低情绪压力，提升抗压能力，改善整体身心

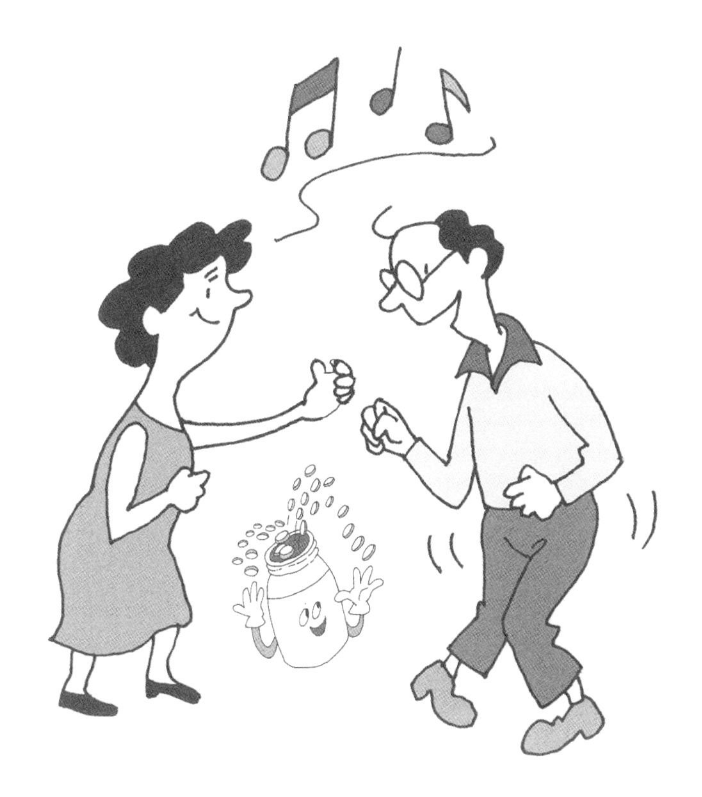

健康状态。心理康复的方法或工具包括：生物反馈、引导意象、冥想、正念减压、腹式呼吸、音乐治疗、渐进式肌肉放松、光照疗法、运动、睡眠等。有条件者可参加专业的心理干预治疗，包括认知行为疗法、正念认知疗法、支持性心理治疗等，通过治疗唤醒专注力，加强情绪管理，改善认知状态。

老年人如何改善睡眠质量

生活实例
Life examples

廖大妈头晕不适，去社区医院测血压为 150/95 mmHg，医生认为是血压高造成头晕，应该服用降压药。廖大妈不太愿意，想着一旦吃降压药不就要一辈子吃药了吗？自己本来没有高血压啊，就和医生商量还有什么办法？医生问她最近睡眠好吗？廖大妈说："我睡眠不太好，晚上起夜 2～3 次，有时候凌晨 3～4 时醒来，就睡不着了。"医生于是跟她说："怪不得血压高，您已经有失眠了，老年人睡眠不好一般就会血压高。这样吧，先治疗失眠，再预约一个 24 小时动态血压监测，希望经过治疗如果能赶走失眠、动态血压也基本正常，就暂时不吃降压药，观察观察。"廖大妈表示赞同。

睡眠时间占人类寿命的近 1/3，良好充足高质量的睡眠，可消除大脑疲劳、恢复精力，尤其是老年人。睡眠质量、饮食质量和体力活动都被证明是心身健康的重要因素。研究表明，睡眠障碍在中国老年人中的发生率很高（47.2%），严重影响他们的生活质量，对生活质量和主观幸福感产生负面影响。

失眠和抑郁、焦虑常相伴存在，伴有情绪障碍的失眠预后差、危害大。临床上常使用的失眠概念包括"失眠症状""失眠障碍"（或失眠症）。"失眠症状"

是指患者对睡眠时间和质量不满意，包括入睡困难、睡中多梦、睡眠浅或早醒等，晨起困倦、有疲劳感。“失眠障碍”是指失眠症状更严重，并引起心理痛苦，导致社交、职业、家务或其他功能的损害，且不能解释为其他精神心理障碍。

老年人获得良好睡眠应注意以下几点。

（1）睡眠时间：一般为6～8小时，但这不是硬性规定，主要看第二天精力恢复与否，老年人睡眠时间可相对稍短一些。

（2）作息规律：每天早晨同一时刻起床，规律锻炼、进食，维护好生物钟。

（3）注意事项：确保卧室舒适、安静、有窗帘，不要空腹上床，睡前避免过度饮水、咖啡、浓茶和酒。

（4）心理调适：睡前不要思考问题，要先睡心。别把问题带到床上，在难以入睡时，不要强行入睡，不要把睡眠看得过于重要，不要过度追求完美睡眠，反而会引起焦虑。

（5）如伴随情绪障碍，应同步治疗、整体治疗，否则睡眠不会改善。

（6）避免白天经常打盹、长时间午睡，否则会加重夜间失眠。

（7）睡前热水洗澡、泡脚，做一些简单的运动，适当按摩放松。

（8）睡前练习正念冥想，听助眠曲。

（9）可在医生指导下短暂使用安眠药，避免长期使用、过量使用，避免使用长效安眠药如氯硝西泮。

（10）严重失眠应参加睡眠认知行为治疗。

多参加有益身心健康的双心疗愈活动

生活实例

Life examples

俞女士带着一幅风景油画来感谢医生，说要让医生看看她的成绩："医生好，我现在完全好了。我听了您的建议，去参加了老年合唱团。我们经常排练，定期演出，大家都很配合，在一起都很开心。我还去学习油画，以前读书时候也喜欢，只是乱画，现在老师讲解什么是透视、构图、色彩呀，我懂得了欣赏什么才是好作品！您看，这是我画的豫园景色！没啥不适感觉了，心情好很多，睡眠好很多，头晕、无力、心慌、出汗、手抖都没有了，否则怎么画画？碰到不开心的事也不去想了，我现在觉得自己能调节自己情绪了，能劝解自己了。”医生高兴地说：“好的哦，抗抑郁药还是要吃的，啥时候停我们再商量！”

能自我调节情绪，自己劝解自己，我现在好了！
油画
痛苦
幸福
合唱
欢乐
悲伤

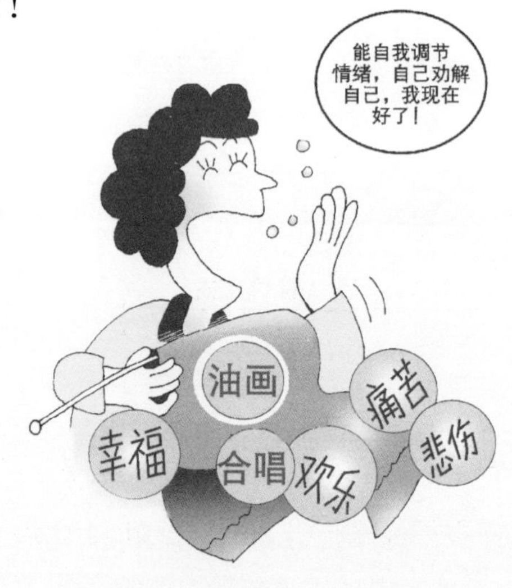

心身疗愈是以患者为主体、行为治疗为主导的自我调适方式，是情绪障碍的康复治疗方法。心身疗愈方法众多、形式多样，本质就是通过践行健康生活内容，将心理治疗内容融入其中、寓教于乐，在时空转换中，在运动、审美、人际交流中获得心理自由度，进而舒缓心理压力。我们提倡开展具有我国传统特色的心身疗愈活动，可以动静相宜，比如广场舞、羽毛球、乒乓球、太极拳、八段锦等运动项目，以及正念冥想、琴棋书画、工艺品和美食制作等，这些活动适合老年人，可以个人或集体，不需要添置太多设备，对场地无特殊要求，因地制宜，重在内容，适合国情，适宜推广。当然，应根据自身身体条件、爱好选择合适的疗愈活动。

心身疗愈妙在心身同治，心身联结，提升身体功能，倾听心声，释放自我；重在参与，唤醒快乐，回归社会，愉悦自己，恢复自信；贵在坚持，持之以恒，假以时日，必有收获，面目一新；集体疗愈，消除隔阂，锻炼意志，互助互爱，修正自我！

小贴士

心身疗愈活动有哪些

<table>
<tr><td rowspan="2">体育锻炼</td><td rowspan="2">个人</td><td>散步、慢跑、骑车、游泳、跳绳</td></tr>
<tr><td>旅行远足，登高望远，休闲垂钓</td></tr>
<tr><td rowspan="3">运动项目</td><td>集体</td><td>非竞技性项目，如广场舞、扇子舞、交谊舞</td></tr>
<tr><td rowspan="2">传统体育</td><td>太极拳、八段锦、六字诀、五禽戏、易筋经</td></tr>
<tr><td>民间传统活动，如踢毽子、打陀螺</td></tr>
<tr><td rowspan="5">艺术治疗</td><td rowspan="3">音乐治疗</td><td>吹拉弹唱经典歌曲，可个人或集体，抒发感情</td></tr>
<tr><td>倾听欣赏经典名曲、戏剧唱段，培养审美情趣</td></tr>
<tr><td>专业音乐治疗（将音乐节奏用于情绪障碍治疗）</td></tr>
<tr><td rowspan="2">戏剧治疗</td><td>观赏电影、电视、戏剧，评论分析、抒发情感</td></tr>
<tr><td>参与心理剧策划表演，通过体验剧情了解人物内心世界，获得心理提升</td></tr>
</table>

（续表）

艺术治疗	书画文玩	通过练习书法、绘画，培养专注力、培养审美情趣
		通过鉴赏艺术文物培养兴趣，陶冶情操，结识朋友
	生活艺术	通过制作、品尝、烹饪美食，践行健康膳食观，获得生活乐趣
		工艺园艺制作，将艺术引入日常生活，回归社会、增添生活情趣
	读书鉴赏	组织读书会，通过欣赏名著，探讨艺术、启迪人生，改变认知
		通过写作诗歌、文章，抒发交流感情
正念冥想	个人	去除宗教形式保留心理调适内涵的禅修，是自我减压的心理调适活动，形式多样，适宜居家练习。有正念身体扫描、正念呼吸、正念行走等，可改善睡眠、稳定情绪、应对疾病、恢复宁静
小组学习	健康俱乐部	通过组建健康俱乐部，定期举办集体活动，交流康复心得，互相激励帮助
	心理治疗小组	专注心理健康，以小组为单位，在心理导师带领下，学习交流心理治疗方法，可个人、家庭、集体参与

编 委 名 单

主　编　李宏军　陆普选

副主编　夏　爽　何玉麟　施裕新　许建荣

刘晶哲　李　莉　李宏艳

编　者　（以姓氏拼音为序）

陈　枫　陈海霞　陈天武　成官迅　杜小旦　龚良庚

郭　辉　郭应林　何玉麟　侯代伦　黄文忠　纪凤颖

金观桥　黎　斌　李　莉　李　萍　李高阳　李宏军

李宏艳　李怀花　李梅芳　李瑞利　李世杰　李勇刚

梁文杰　刘白鹭　刘晶哲　刘荣志　刘文亚　刘新疆

卢亦波　鲁　宏　鲁植艳　陆普选　陆泳怡　罗书华

吕　珂　吕哲昊　漆婉玲　乔中伟　曲金荣　任美吉

施裕新　谭理连　谭卫国　田　欣　王　健　王　杏

王　岳　王慧颖　王佳宁　吴　玲　夏　爽　徐　露

许传军　许建荣　杨根东　殷小平　于德新　曾洪武

张　华　张华（女）　张　莹　张建平　张立娜　张铁亮

张岩岩　张玉忠　张志杰　郑秋婷　周　昀　周斌彬

卓利勇

主编简介

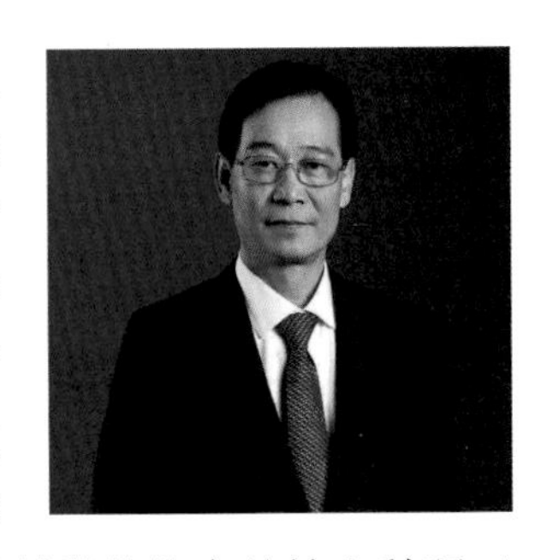

李宏军 医学博士、主任医师、教授、博士研究生导师。国家感染性疾病临床医学研究中心特聘教授，首席医学影像专家，享受国务院政府特殊津贴专家。北京市首批“十百千”卫生人才、北京市首批“215”高层次卫生人才学科带头人。从事临床医学影像诊疗工作30年，专注于传染病放射学的临床总结和科研工作23年。遵循“国际视野、患者需求、系统思考、整体推进”的学科建设理念和“医疗技术规范化、技术设备现代化、医工结合信息化、技术队伍专业化”的国际化学科建设理念。联合全国著名医学影像专家开启了传染病影像学与病原、病理机制的系统理论体系与技术研究，创新实践、开创了全球艾滋病影像学、传染病影像学、感染与炎症放射学、感染炎症相关肿瘤放射学等的系统创新理论体系和以教材、规范、指南、标准学科体系为核心的现代医学影像信息学科模式。在全世界率先建成了现代传染病影像信息学的国际化创新集成学科，被誉为传染病影像学的开拓者和奠基者，推动了我国乃至国际传染病防控诊疗技术的发展。

业务专长：传染病放射学诊断、感染与炎症放射学诊断、炎症相关肿瘤放射学诊断，推崇循证医学理念，致力于基于影像学与多源异构数据融合的无创精准分级诊断。

获得荣誉：2019—2020年连续获得“名师带徒”称号；2019年获得“人民好医生”称号。2020年荣获“国之名医·卓越建树”“北京市抗疫先进个人”“农工党抗击新冠肺炎疫情先进个人”称号。2021年“北京学者”候选人。其团队2015年被北京市总工会授予“科技创新培育团队”称号，被评为科技领军人署名“李宏军科技创新工作室”，2020 年被北京市总工会评为“李宏军示范科技创新工作室”，2021 年被北京市总工会评审推荐“李宏军示范科技创新工作室”。

现任职务： 首都医科大学附属北京佑安医院医学影像学中心主任，首都医科大学医学影像学系副主任，国际英文期刊 *Radiology of Infectious Diseases*（国家卫生健康委员会主管期刊）创始主编，*BMC Neurology* 副主编。

学术兼职： 国家卫生健康委员会全国卫生健康技术推广传承应用项目放射学专业委员会主任委员，中华医学会放射学分会传染病放射学专业委员会主任委员，中国医师协会放射医师分会感染影像专业委员会主任委员，中国研究型医院学会感染与炎症放射学专业委员会主任委员，中国性病艾滋病防治协会感染（传染病）影像工作委员会主任委员，中国科技产业化促进会数字诊疗专业委员会主任委员，中国健康管理传染病数字诊疗分会会长，中国医院协会传染病管理分会传染病影像管理学组组长，中国医疗保健国际交流促进会循证医学分会副主任委员，中国医学装备协会传染病影像学组组长，北京医学影像学诊疗技术创新联盟理事长，中国医学装备学会普通放射专业委员会常务委员，北京医学会放射学分会常务委员。国家科技进步奖评审专家，中华医学科技进步奖评审专家，科技部重大研发专项评审专家，国家自然科学基金委项目评审专家，国家留学基金委评审专家等。

科研经历： 近年获批科技部重大研发项目、国际合作重点研发专项 2 项；自然科学基金项目 5项（国家自然科学基金重点项目 1项、面上项目 2项及北京自然科学基金项目 2项；扬帆计划（重点传染病放射学）、北京重大科技研发计划项目等 20余项。发表中、英文科技论文 200余篇。获中华医学科技奖等省部级奖项 9 项、国家发明专利 2 项、知识产权及软件著作权登记等 23 项。主编专著 48 部、教材 5 部、指南 2 部、标准 8 部，其中主编英文版专著 16 部，由 Springer Nature & PMPH 出版发行，代表性著作 *Radiology of Infectious Diseases* 1-2 和 *Radiology of HIV/AIDS* 分别于 2014 年和 2015 年获得年度“输出版优秀图书奖”，在 2017 年双双获得原国家新闻出版广电总局“图书版权输出奖励计划”普遍奖励。医工结合及多学科交叉融合转化产品 2 套（肺结核一体化管理系统、多语言用户信息管理系统及 5G+ 互联网数字医疗新模式系统）。

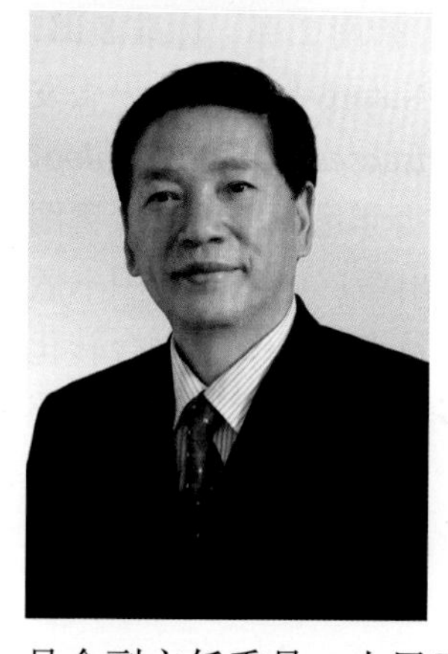

陆普选 一级主任医师，教授。深圳市慢性病防治中心首席专家。国家卫生健康委员会主管期刊《新发传染病电子杂志》（中国科技核心期刊）主编。深圳市第三人民医院原放射科主任。兼任中国性病艾滋病防治协会放射学分会副主任委员、广东省健康管理学会放射学专业委员会副主任委员、广东省健康管理学会社会医疗机构医学影像质量评估与管理专业委员会副主任委员、人民卫生出版社系列期刊管理委员会常务委员、中国防痨协会结核病临床专业委员会专家委员会委员、广东省医学会伦理专业委员会委员等。是新发传染病医学影像学的开拓者和引领者。

主编中、英文医学专著17部。其中*Diagnostic Imaging of Emerging Infectious Diseases*于2015年11月由Springer出版并在全球发行。2017年5月荣获原国家新闻出版广电总局“图书版权输出奖励计划”重点奖励。先后主持完成10余项国家省部级科研项目及国际合作研究项目。发表传染与感染病相关的研究论文200余篇，其中SCI论文50余篇。获中华医学会、中华预防医学会、广东省和深圳市各类科技进步奖项12项，其中排名第一的5项；荣立广东省委省政府、深圳市委市政府二等功各1项；获深圳市“十佳医务工作者”称号、深圳市“十佳医技工作者”称号。2019年入选《深圳口述史》，2019年8月19日登上“学习强国”学习平台，在“榜样的力量”栏目中介绍了其事迹。

前　言

随着社会经济的发展和人们生活方式的改变，传染病疾病谱发生了重大变化。主要体现在传染病由流行转为散发，新发、突发传染病造成流行。医学影像学在传染病的精准诊断、临床治疗决策、预后判断等方面的价值越来越重要。但尚缺乏传染病放射学专业词汇配套书籍，来规范诊疗学术用语、满足学科发展需要。笔者团队编写了传染病放射学及相关学科常用的专业词汇，来规范学术用语。

在国家感染性疾病临床医学研究中心特聘教授、首席医学影像专家，传染病医学影像学专家、传染病影像学及创新学科体系开创者和奠基者、首都医科大学医学影像学系副主任、首都医科大学附属北京佑安医院医学影像学中心主任李宏军教授和传染病影像学专家陆普选教授的总体设计和指导下，以《实用传染病影像学》为蓝本，启动本书的编写修订工作。这项工作将进一步完善传染病影像学的创新学科体系建设，有益于促进科研成果的推广与传染病影像相关知识的普及。

本书编者以传染病影像学为中心，从最基本的解剖学知识递进到近几年来临床及科研工作涉及较多的大数据和人工智能内容，再细化到每一个传染病的特殊影像学征象，对相关的词条都给出了标准的中、英文及较为精炼的定义。在本书的编写过程中，笔者团队严格按照《中华人民共和国传染病防治法》中传染病的分类方法，对其中涉及的传染病病种进行分类、分章编写。编者在编写过程中始终牢记两个目标：广撒网、紧扣题，同时严格遵守“精确、精炼、精细”的“三精”编写原则。做到了以影像学基础知识及传染病影像学征象等详细概念作为内容铺垫以及引入；对于每一个传染病的亚型及分类、临床及影像学检查方法、特殊的影像学征象等都进行了详细的介绍，力求达到内容上的完整。期望真正对传染病临床工作、教学工作、学习及知识普及工作有指导价值。对于词条的选择、译名及定义的编写，参考权威著作及核心文献进行探讨、商榷及制定，力争在现行标准下对其进行严格定义；对于有争议的词条，本书主要编写人员集思广益、商榷讨论，给出一个共识性的定义。本书共 59 章，收录了 400 余条词条，第 1 章介绍影像解剖学相关名词，包括正常的影像解剖、变异及一些与传染病影像诊断相关的特殊解剖名词；第 2 章将医学临床与前沿科技内容相连接，介绍大数据与人工智能相关内容；第 3～8 章对影像诊断学名词以及影像技术名词进行详细解释；第 9～47 章则是严格按照现行传染病分类标准对每一种传染病以影像学诊断为主线的精选词条逐一展开介绍；第 48～59 章以介绍其他常见传染病词条为主，扩展知识面。此外，本书增加了词条索引，方便读者进行查阅。

编写及修订历时一年余，反复征求意见、反复推敲修正，终于得以完稿出版。本书编写过程中得到我国著名资深的医学影像学专家、原中华医学会放射学分会主任委员祁吉教授等专家的指导，提出了宝贵的修改意见，谨致以衷心的谢意。也对本次参与编写的编委和相关人员表示衷心的感谢。

本书适于传染病医务工作者、影像科医生及临床各科医生、医学生以及相关学科对此感兴趣的读者阅读。

科学发展的过程是一个逐步积累、加深认识的过程，随着时间的推移和技术的进步，书中不妥和错误之处在所难免，望各位专家、读者予以批评指正。

编　者

2021 年 6 月